a Irene

Indice

Conoscere l'afasia, conoscere la persona afasica — 5

Parlo di me e degli altri — 18

Le mie opinioni — 22

18 argomenti con attività

    Il successo • Viaggiare • La natura • La musica • L'arredamento • L'amicizia • L'emancipazione femminile • Le spezie • I mercatini di Natale • I funghi • Fare beneficenza • Moda e abbigliamento • Le nuove tecnologie • I generi letterari • Lo sport • I sentimenti • Il carattere • Il sonno — 44

Argomenti di conversazione — 162

Soluzioni agli esercizi — 164

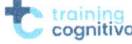 Antonio Milanese – Esercizi per l'afasia 3: Parlare di sé

Conoscere l'afasia, conoscere la persona afasica

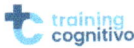

Antonio Milanese - Esercizi per l'afasia 3: Parlare di sé

Dall'afasia alla persona afasica

Il termine afasia (dal greco ἀφασία "non parola") indica la perdita della capacità di parlare e/o capire il linguaggio, spesso accompagnata dalla difficoltà a leggere e/o scrivere. Le principali cause dell'afasia sono ictus, traumi alla testa, tumori al cervello e infezioni come ascessi cerebrali o encefaliti. L'afasia solitamente inizia in modo rapido e, nel tempo, può migliorare spontaneamente o con trattamenti. Tuttavia, in alcuni casi, come nelle malattie degenerative o nell'Afasia Progressiva Primaria, può peggiorare.

Una definizione formale come quella fornita può far perdere di vista l'aspetto umano dell'afasia, che non si manifesta solo nel linguaggio delle persone che ne soffrono. Classificare l'afasia è già di per sé difficile e dipende dal modello teorico utilizzato. Inoltre, è quasi impossibile elencare tutte le conseguenze dell'afasia, poiché la stessa difficoltà linguistica può apparire molto diversa da persona a persona.

Pensiamo a un uomo anziano che, nonostante l'età, era ancora molto indipendente. Dopo un ictus, che spesso causa problemi di movimento, avrà bisogno di assistenza continua, soprattutto per alimentarsi, lavarsi e vestirsi. Se sviluppa anche l'afasia, diventa ancora più difficile comprendere le sue necessità.

L'afasia trasforma anche la vita delle persone intorno; i cambiamenti spesso avvengono all'improvviso, quindi la famiglia non ha tempo di trovare qualcuno che si occupi del genitore. Una soluzione temporanea può essere quella di portarlo in una RSA (Residenza Sanitaria Assistenziale). In pochi giorni, la persona con afasia deve lasciare la propria casa e i propri amici, trasferirsi in una RSA e non riesce a comunicare le proprie necessità, né a muoversi autonomamente.

Dall'afasia alla persona afasica   7

Anche coloro che continuano a vivere nella propria abituazione possono sperimentare senso di frustrazione e di abbandono; persino gli amici più stretti, per non vivere l'imbarazzo del non riuscire a comprendere la persona con afasia, spesso allentano i rapporti, aumentano il senso di solitudine e il distacco sociale delle persone con afasia.

Le conseguenze comunicative, e in particolare il ruolo della connessione sociale, sono parte di una delle definizioni più recenti che presenta l'afasia come:

> disabilità comunicativa secondaria a una menomazione delle modalità linguistiche causata da una lesione focale. L'afasia può influenzare la partecipazione e la qualità della vita della persona con afasia, così come della famiglia e dei suoi amici. L'afasia maschera le competenze e influisce sul funzionamento attraverso le relazioni, i ruoli e le attività della vita, influenzando in tal modo l'inclusione sociale, la connessione sociale, l'accesso a informazioni e servizi, l'uguaglianza dei diritti e il benessere nella famiglia, nella comunità e nella cultura (Berg et al., 2020)

Si cadrebbe in errore pensando che una tale evoluzione si sia verificata solo per il concetto di afasia; al contrario, è stato quest'ultimo a beneficiare del mutamento di prospettiva generale da un modello di tipo biomedico a uno di tipo bio-psico-sociale il quale integra gli aspetti biologici della persona con i fattori personali e l'ambiente sociale.

Dall'afasia alla persona afasica

L'International Classification of Functioning, Disability and Health (ICF, WHO 2001) ha contribuito all'affermazione di questo modello introducendo nuove terminologie (funzioni, strutture, attività) e ponendo al centro la salute della persona in relazione ai fattori ambientali e alla partecipazione sociale.

> L'ICF ci ricorda a ogni passo che un buon funzionamento e una qualità della vita dignitosa possono e devono essere pensati oltre il concetto di danno e della patologia che ne è la causa, proprio perché hanno come fulcro l'interazione tra il singolo individuo, con le sue caratteristiche strutturali e personali, e tutti i fattori contestuali che hanno incidenza sulla sua vita (Flosi e Consolmagno in Flosi, Consolmagno e Rossetto, 2013, p.20)

La revisione sistematica di Wray e Clarke del 2018 afferma che coloro che sopravvivono a un ictus con deficit comunicativi manifestano grandi difficoltà nella gestione della comunicazione all'esterno, nel mantenimento delle relazioni sociali, nell'assumere ruoli significativi e nel "prendere il controllo della propria vita e andare avanti in modo attivo".

La complessità nell'individuare obiettivi riabilitativi per la persona con afasia è dovuta soprattutto a due fattori. Il primo è la variabilità individuale, se anche nella Cochrane Review del 2016 si afferma che "ogni singolo caso mostra un diverso tipo e grado di riposta emotiva o psicologica all'ictus e all'afasia" (Brady et al., 2016); ne consegue l'impossibilità di anticipare o stabilire a priori quello che potrebbe essere il miglioramento ottenuto attraverso il percorso riabilitativo. Il secondo è dato dal fatto che gli obiettivi devono, o dovrebbero, essere un punto di incontro tra l'esperienza del professionista e le necessità e aspettative dell'individuo.

La selezione degli obiettivi

Secondo uno studio di Wressle e colleghi (1999) le persone con ictus non partecipano attivamente alla pianificazione degli obiettivi, e questo porta a una discrepanza tra gli obiettivi del terapista e quelli della persona afasica. Quali sono gli obiettivi di una persona con afasia? In un primo momento probabilmente la risposta sarebbe unanime: ritornare alla situazione precedente all'evento avverso. Col passare del tempo, tuttavia, gli obiettivi diventano più realistici e, anziché "liberarsi" dell'afasia, molte persone individuano delle condizioni che aiutino a vivere una vita soddisfacente con l'afasia.

Una ricerca qualitativa di Brown e colleghi (2012) ha indagato il significato, per i familiari delle persone afasiche, del concetto di "riuscire a vivere con successo con l'afasia". I temi emersi riguardavano:

- Il coinvolgimento, ovvero una partecipazione attiva e gratificante alle attività di ogni giorno;
- Il supporto, ovvero la possibilità di essere sostenuti dalla famiglia, dagli amici e da altre persone con afasia;
- La comunicazione
- Le necessità della famiglia
- Mettere la vita in prospettiva, ovvero ridefinire gli obiettivi della propria esistenza
- Concentrarsi sui miglioramenti e sui punti di forza
- La possibilità di andare dal/la logopedista

La selezione degli obiettivi

Già uno studio di Hinckley e colleghi (2006) aveva individuato tre elementi fondamentali per una vita di successo con l'afasia:

- il supporto sociale
- la capacità di rinegoziare la propria identità e di adattarsi alla nuova percezione di sé per poter guardare al futuro
- porsi nuovi obiettivi

La partecipazione sociale viene intesa come impegno (engagement), coinvolgimento (involvment) e senso di appartenenza (belonging).

Accogliere le esigenze di partecipazione sociale della persona con afasia vuol dire, innanzitutto, riconoscere nell'individuo afasico un soggetto ancora competente e in grado di svolgere le attività di vita quotidiana ed essere coinvolto nelle scelte che lo riguardano.

Diventa fondamentale, da questo punto di vista, attuare tutti i cambiamenti ambientali che possano aumentare la partecipazione dell'individuo, nonché misurare l'efficacia dell'intervento attraverso cambiamenti di vita documentati.

Un modello che abbraccia questa prospettiva è il Life Partecipation Approach to Aphasia (LPAA Project Group, 2000). Questo approccio si basa su tre principi:

- La partecipazione alle attività della vita quotidiana rappresenta l'obiettivo principale di qualunque intervento
- Gli obiettivi degli interventi devono essere gli obiettivi definiti dalla persona con afasia, dunque legati alla sua vita quotidiana, al suo ambiente, ai suoi desideri e alle sue aspirazioni
- La persona con afasia deve essere coinvolta nelle situazioni di vita quotidiana e nelle scelte effettuate.

La selezione degli obiettivi

Condividere gli obiettivi non vuol dire certo progettare l'intervento solo sulla base delle aspettative della persona afasica o sulle modalità che ritiene più adeguate; l'esperienza clinica può suggerire l'adozione di una strategia che, per quanto controintuitiva o percepita come una perdita di tempo, può rivelarsi utile al raggiungimento dell'obiettivo concordato (si pensi, ad esempio, alla difficoltà nel far accettare un'attività come la lettura e scrittura di non-parole per cercare di ripristinare la via sublessicale della lettoscrittura); in questo senso, è di primaria importanza fornire le informazioni adeguate alla persona afasica sulla utilità di un determinato percorso, anziché condurla passivamente da un esercizio all'altro nell'attesa che qualcosa «si sblocchi».

Come mediare tra le conoscenze del professionista e le esigenze della persona afasica?

Innanzitutto, è possibile selezionare e orientare le proprie tecniche riabilitative in funzione degli obiettivi desiderati. Questo richiede non solo la più ampia conoscenza di strumenti da individuare e selezionare al momento opportuno, ma anche la flessibilità per modificare un percorso in relazione alle caratteristiche della persona afasica, anziché cercare di ricondurre la persona afasica al "tipo" previsto da un determinato trattamento, costringendola nel trattamento più vicino alle sue caratteristiche.

La selezione degli obiettivi

Hinckley (2018) suddivide gli approcci nella selezione delle tecniche riabilitative adeguate in "impairment-focused" e "activity-partecipation focused"; sebbene, come tutte queste distinzioni teoriche, anche questa presenti delle aree di sovrapposizione (tecniche orientate al deficit possono avere conseguenze nella capacità di svolgere compiti di vita reale, così come un approccio legato a una situazione concreta può favorire un miglioramento in un'abilità di linguaggio specifica), si tratta di due prospettive molto diverse.

Prendiamo, ad esempio, uno degli obiettivi principali di un intervento riabilitativo del linguaggio: la generalizzazione. Un approccio orientato al deficit linguistico, come ad esempio un'attività di denominazione, considererà la generalizzazione come la capacità di estendere la rapidità o l'accuratezza del recupero della parola anche a elementi non trattati (generalizzazione della risposta); un approccio orientato alla partecipazione, ad esempio un lavoro sulla capacità di chiedere informazioni all'autista di un autobus, vedrà la generalizzazione come la capacità di replicare un comportamento verbale simile anche in condizioni leggermente diverse, come ad esempio il chiedere informazioni al conducente del taxi (generalizzazione dello stimolo).

Anche la scelta di un approccio anziché un altro deriva da un processo che parte da presupposti diversi: l'interpretazione di test relativi ai domini linguistici nel primo caso, l'individuazione delle attività ritenute più importanti dalla persona afasica nel secondo.

La selezione degli obiettivi

Secondo Hinckley, molti di coloro che cercano di includere nel loro percorso riabilitativo attività rilevanti per la persona afasica scelgono un approccio "additivo" che va a sommare alle classiche attività impairment-focused alcune attività activity-partecipation focused, spesso in risposta a specifiche richieste della persona afasica o come mezzo per ottenere una generalizzazione a situazioni reali. L'approccio "additivo" è tale anche nella realtà della singola sessione, che spesso viene divisa tra una prima fase legata più ad attività classiche (ad esempio, denominazione con supporto di immagini) e attività legate alla vita reale (ad esempio, ordinare la colazione).

L'autrice propone, invece, un approccio integrato che prenda in considerazione le necessità della persona afasica sin dalla selezione iniziale della tecnica o delle tecniche da utilizzare:

> le terapie dovrebbero essere selezionate non perché corrispondono al deficit individuato, ma perché si adattano agli obiettivi primari delle attività incentrate sul cliente che sono state selezionate come obiettivi riabilitativi (p.349)

Ri-strutturare il proprio modo di lavorare in funzione degli obiettivi di vita reale della persona afasica non è semplice; richiede un lavoro supplementare di informazione (dalla persona afasica e dai caregiver al professionista e viceversa), di formazione (è necessario padroneggiare diverse tecniche, cambiarle con flessibilità e agire anche in base all'esperienza) e di continua verifica e aggiornamento dei risultati raggiunti, il cui successo può essere confermato o smentito solo dalle conseguenze nella vita di tutti i giorni.

La selezione degli obiettivi

Non si può considerare come efficace un intervento che aumenta, anche raddoppiandolo, il lessico in produzione di una persona afasica se, ad esempio, quelle parole non saranno mai utilizzate o se, in ogni situazione comunicativa, il pensiero della persona afasica è interpretato dalle persone che la circondano senza che questa abbia la possibilità di provare ad esprimersi.

Lo scopo di questo libro è proprio quello di cercare un punto di incontro tra le attività più «standardizzate» e gli argomenti che, per esperienza, offrono spunti di scambio e approfondimento. Lo schema utilizzato è replicabile anche per altri argomenti non considerati in questo volume, ma che comunque potrebbero essere particolarmente interessanti per la persona afasica.

Questo volume

Questo volume è pensato per offrire spunti di conversazione e attività su temi rilevanti per la persona afasica, con l'obiettivo di facilitare una comunicazione significativa e personale. È essenziale considerare le attività non come semplici esercizi da completare, ma come opportunità per conoscere meglio la persona e approfondire i suoi interessi più cari.

Nella prima sezione, "Parlo di me e degli altri", ci si concentra sul carattere della persona, incoraggiandola a descrivere se stessa e gli altri, utilizzando i suggerimenti forniti nelle schede.

La sezione "Le mie opinioni" permette di esplorare il passato della persona, ma anche di approfondire le sue opinioni e gli argomenti che le stanno a cuore, attraverso domande a risposta aperta.

Successivamente, vengono presentati 18 argomenti con attività correlate; ogni argomento include un brano (spesso con completamento) e specifici esercizi su parole complesse, come abbinamenti, anagrammi e crucipuzzle. Non è necessario seguire un ordine preciso né completare tutte le attività proposte; il percorso deve sempre essere guidato dagli interessi della persona afasica. Per questo motivo, può essere utile presentare tutti i 18 temi e chiedere quali siano quelli più interessanti per iniziare.

L'ultima sezione propone argomenti di conversazione. Potete ritagliare le schede e sorteggiare l'argomento da trattare durante l'incontro. Ancora una volta, questi temi servono come punto di partenza; se la persona preferisce esplorare un'altra direzione o approfondire un aspetto specifico, non è necessario riportarla al tema iniziale. Utilizzate queste informazioni per aiutarla a esprimersi e, soprattutto, per scoprire di più su di lei.

Buon lavoro e buona comunicazione!

Antonio Milanese

Bibliografia

BERG K., ISAKSEN J., WALLACE S. J., CRUICE M., SIMMONS-MACKIE N. & WORRALL L.

2022 Establishing consensus on a definition of aphasia: an e-Delphi study of international aphasia researchers, Aphasiology, 36:4, 385-400

BRADY M.C., KELLY H, GODWIN J, ENDERBY P, CAMPBELL P.

2016 Speech and language therapy for aphasia following stroke. Cochrane Database of Systematic Reviews, Issue 6.

BROWN K, WORRALL L, DAVIDSON B, HOWE T.

2011 Living successfully with aphasia: family members share their views. Top Stroke Rehabil. Sep-Oct;18(5):536-48.

FLOSI C., CONSOLMAGNO P, ROSSETTO T.

2013 La riabilitazione della persona con afasia, Carocci, Roma

HINCKLEY J. J.

2006 Finding messages in bottles: living successfully with stroke and aphasia. Topics in stroke rehabilitation, 13(1), 25–36.

2018 Selecting the best treatment approach for aphasia. Chapter in Coppens, P. &. Patterson, J. Aphasia Rehabilitation: Clinical Challenges.

Bibliografia

MUÒ R., RAIMONDO S., SCHINDLER, A.
2021 La valutazione della persona con afasia. Principi e strumenti per la riabilitazione, Carocci, Roma

WORLD HEALTH ORGANIZATION
2001 International classification of functioning, disability and health : ICF. World Health Organization.

WRAY, F., CLARKE, D., & FORSTER, A.
2018 Post-stroke self-management interventions: a systematic review of effectiveness and investigation of the inclusion of stroke survivors with aphasia. Disability and rehabilitation, 40(11), 1237–1251.

WRESSLE, E., OBERG, B., & HENRIKSSON, C.
1999 The rehabilitation process for the geriatric stroke patient--an exploratory study of goal setting and interventions. Disability and rehabilitation, 21(2), 80–87.

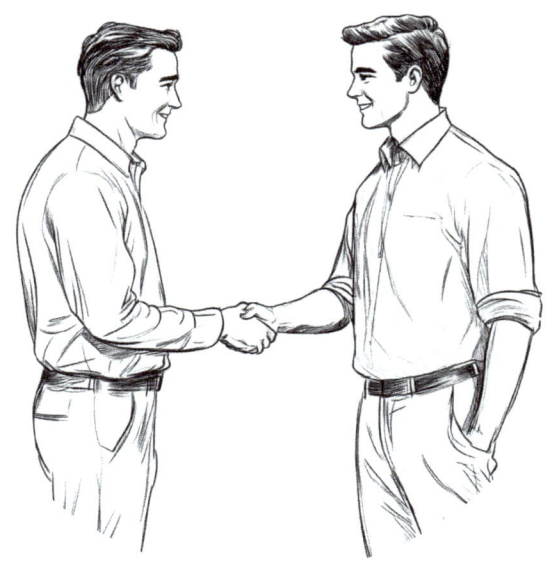

Parlo di me e degli altri

Nelle prossime pagine troverai degli spunti per parlare di te e degli altri.

Usa questi aggettivi come punto di partenza e aggiungi tutte le informazioni che ritieni importanti.

Parlo di me...

Scegli gli aggettivi che ti rappresentano:

- [ ] GENTILE
- [ ] CORAGGIOSO
- [ ] CREATIVO
- [ ] DETERMINATO
- [ ] EMPATICO
- [ ] FEDELE
- [ ] GENEROSO
- [ ] ONESTO
- [ ] INTELLIGENTE
- [ ] LEALE
- [ ] METICOLOSO
- [ ] OTTIMISTA
- [ ] PAZIENTE
- [ ] PERSPICACE
- [ ] POSITIVO
- [ ] PRUDENTE
- [ ] RISPETTOSO
- [ ] SAGACE
- [ ] SENSIBILE
- [ ] SINCERO
- [ ] SOCIEVOLE
- [ ] TENACE
- [ ] UMILE
- [ ] VERSATILE
- [ ] VIVACE
- [ ] AFFIDABILE
- [ ] VANITOSO

Tra questi, quali metteresti ai primi tre posti?

... e degli altri

Scrivi il nome di una <u>donna</u> che conosci

[   ]

Scegli gli aggettivi che descrivono questa persona:

- ☐ GENTILE
- ☐ CORAGGIOSA
- ☐ CREATIVA
- ☐ DETERMINATA
- ☐ EMPATICA
- ☐ FEDELE
- ☐ GENEROSA
- ☐ ONESTA
- ☐ INTELLIGENTE
- ☐ LEALE
- ☐ METICOLOSA
- ☐ OTTIMISTA
- ☐ PAZIENTE
- ☐ PERSPICACE
- ☐ POSITIVA
- ☐ PRUDENTE
- ☐ RISPETTOSA
- ☐ SAGACE
- ☐ SENSIBILE
- ☐ SINCERA
- ☐ SOCIEVOLE
- ☐ TENACE
- ☐ UMILE
- ☐ VERSATILE
- ☐ VIVACE
- ☐ AFFIDABILE
- ☐ VANITOSA

Antonio Milanese - Esercizi per l'afasia 3: Parlare di sé

... e degli altri   21

Scrivi il nome di un <u>uomo</u> che conosci

[   ]

Scegli gli aggettivi che descrivono questa persona:

- ☐ GENTILE
- ☐ CORAGGIOSO
- ☐ CREATIVO

- ☐ DETERMINATO
- ☐ EMPATICO
- ☐ FEDELE

- ☐ GENEROSO
- ☐ ONESTO
- ☐ INTELLIGENTE

- ☐ LEALE
- ☐ METICOLOSO
- ☐ OTTIMISTA

- ☐ PAZIENTE
- ☐ PERSPICACE
- ☐ POSITIVO

- ☐ PRUDENTE
- ☐ RISPETTOSO
- ☐ SAGACE

- ☐ SENSIBILE
- ☐ SINCERO
- ☐ SOCIEVOLE

- ☐ TENACE
- ☐ UMILE
- ☐ VERSATILE

- ☐ VIVACE
- ☐ AFFIDABILE
- ☐ VANITOSO

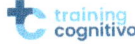

Antonio Milanese - Esercizi per l'afasia 3: Parlare di sé

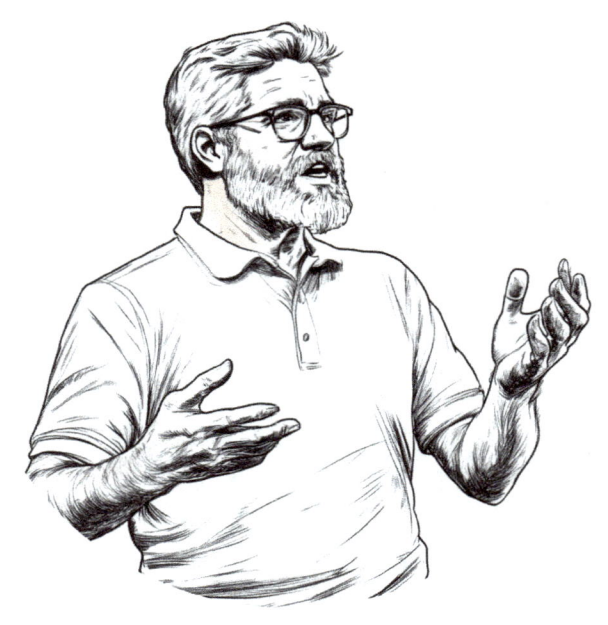

Le mie opinioni

Nelle prossime pagine troverai degli spunti per esprimere le tue opinioni e raccontare avvenimenti della tua vita.

Le mie opinioni

23

Parla un po' di te

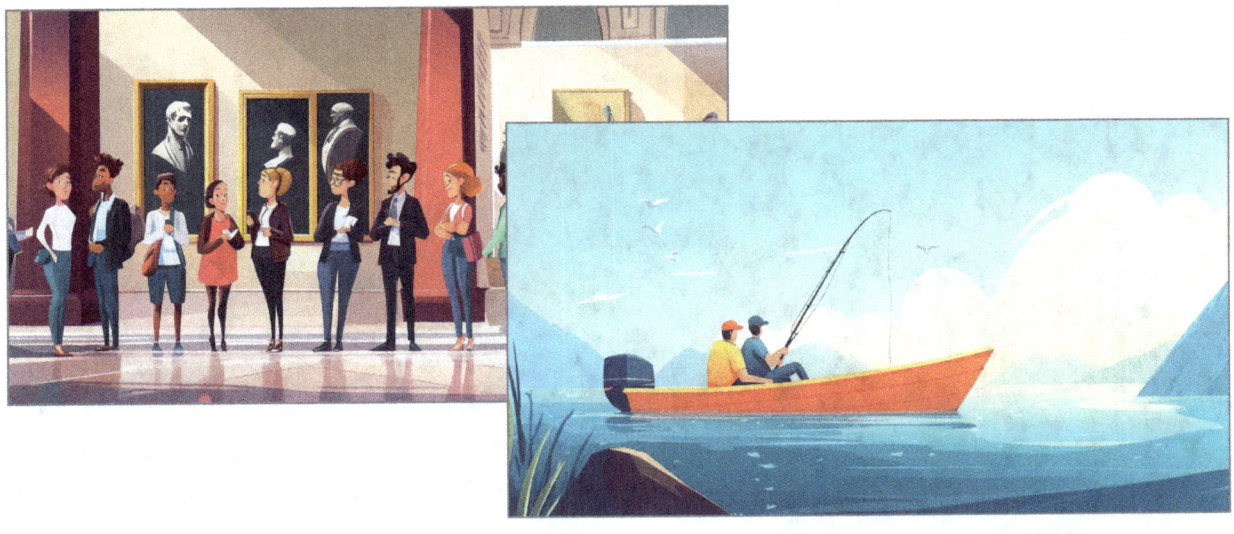

Mi piace _____

perché _____

_____

_____

_____

Non mi piace _____

perché _____

_____

_____

_____

Le mie opinioni

Parla un po' di te

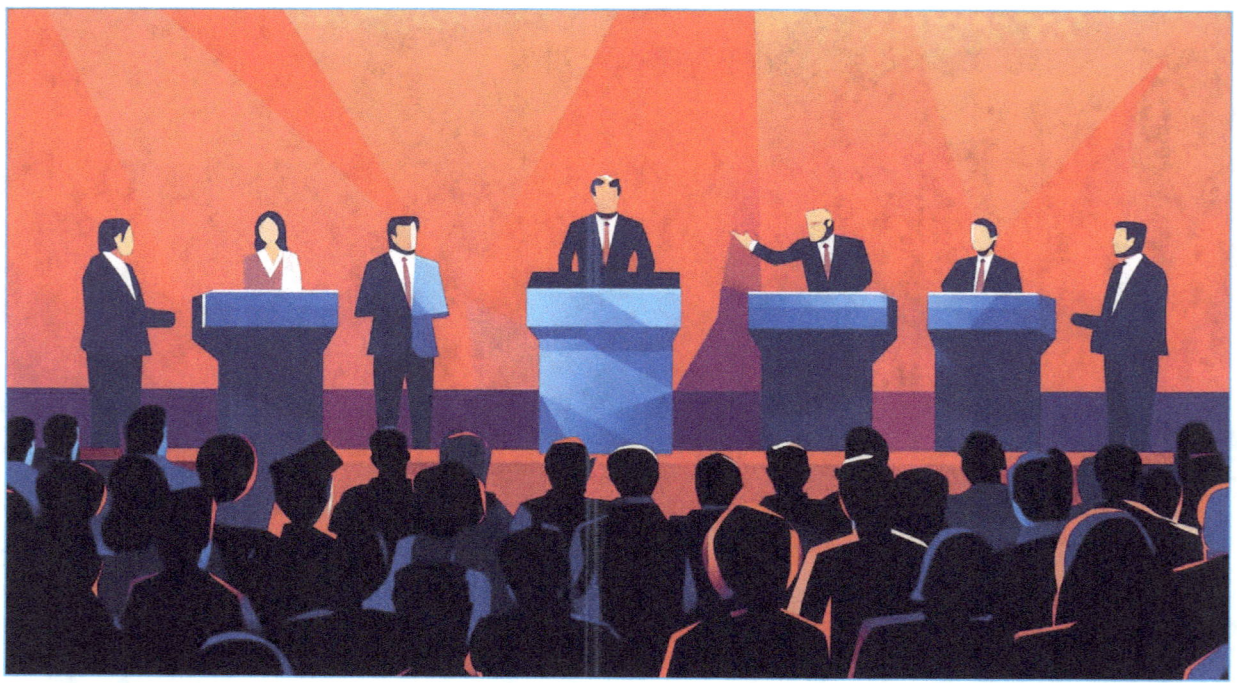

Seguo/non seguo la politica perché

Le mie opinioni

Parla un po' di te

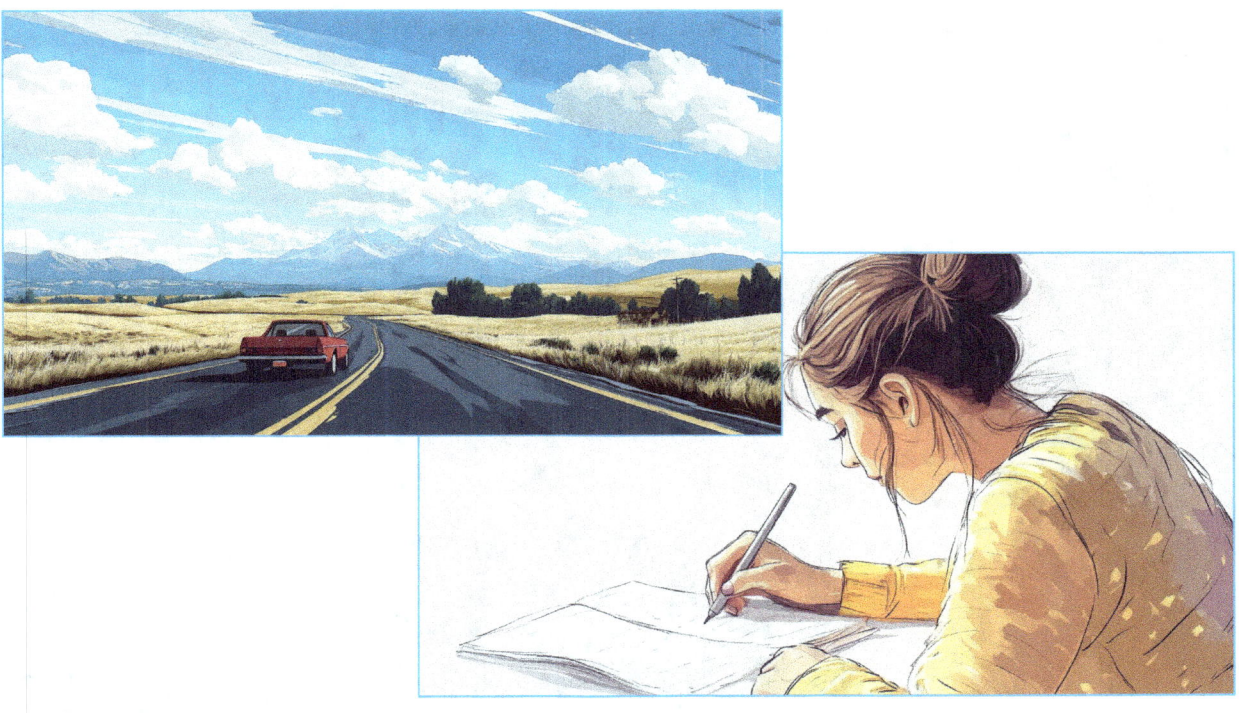

Mi piacerebbe molto _____

perché _____

_____

_____

_____

_____

_____

Le mie opinioni

Parla un po' di te

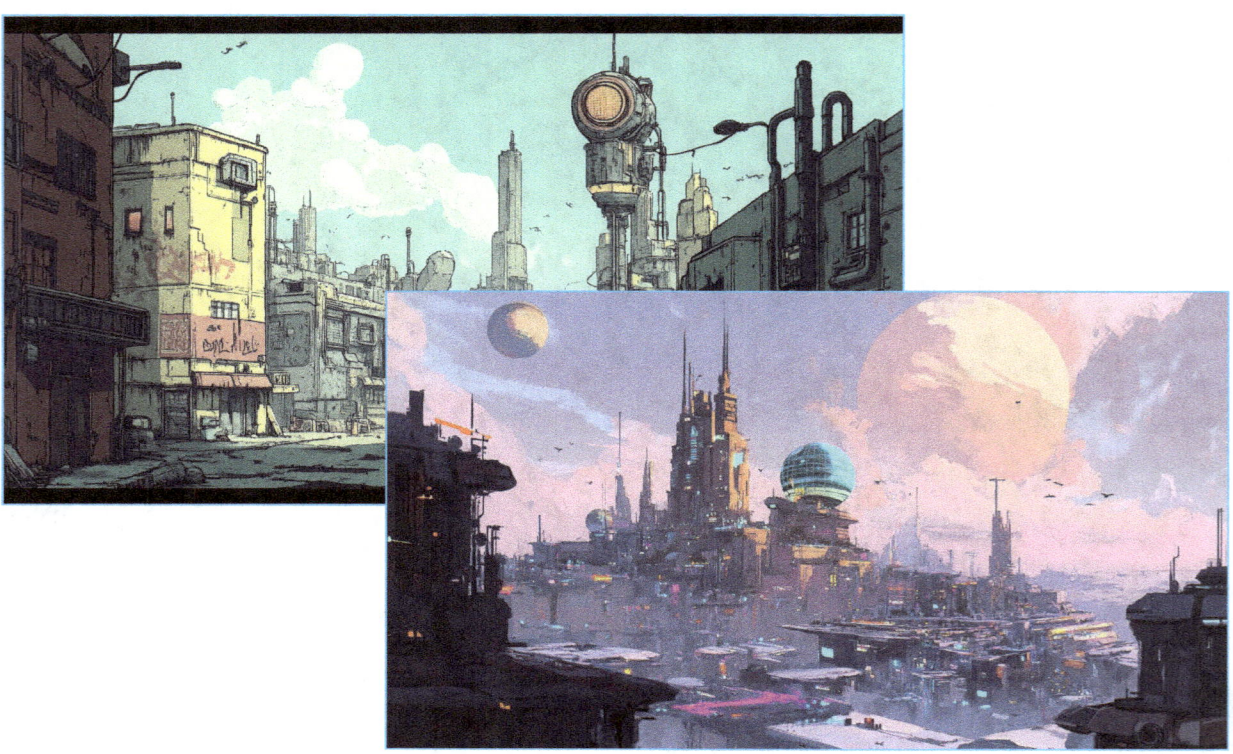

La mia speranza per il futuro è che _____

Le mie opinioni

Parla un po' di te

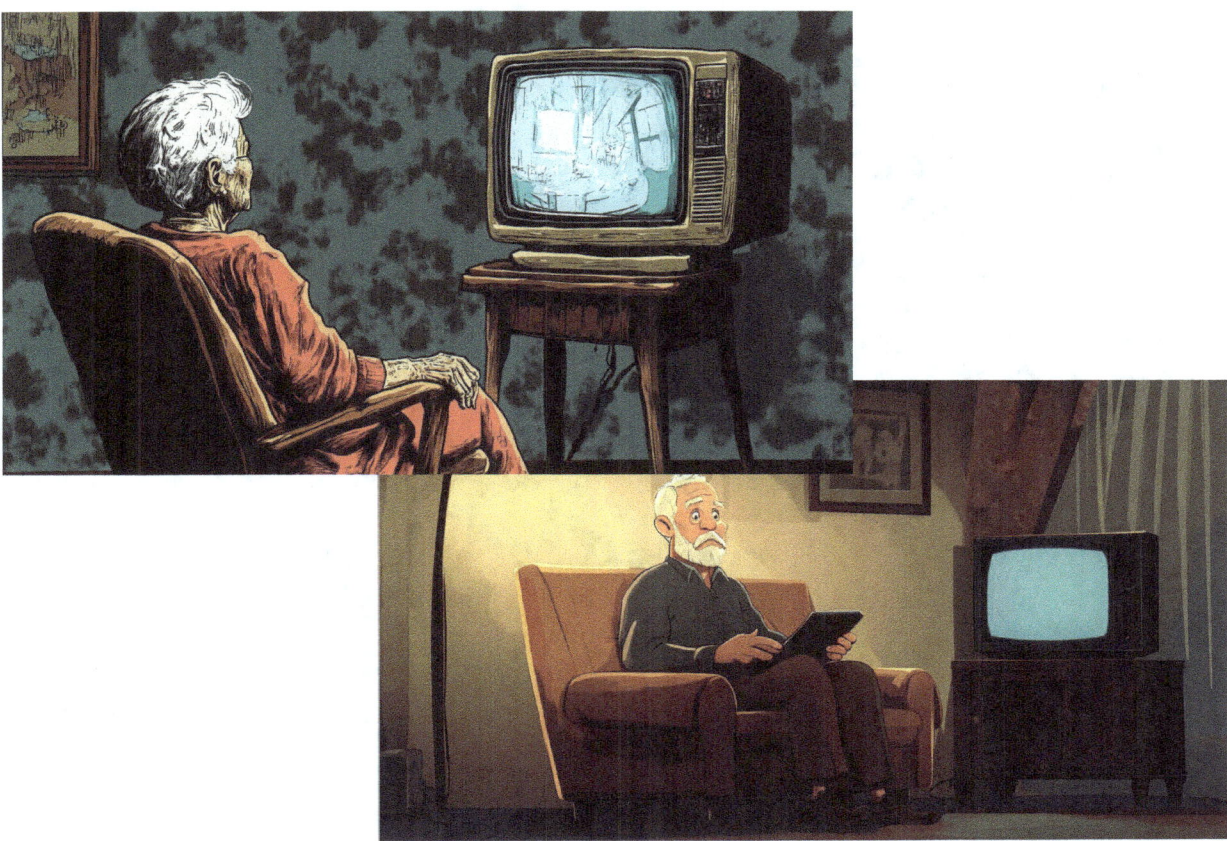

Guardo/non guardo molta TV perché _____

Le mie opinioni

Parla un po' di te

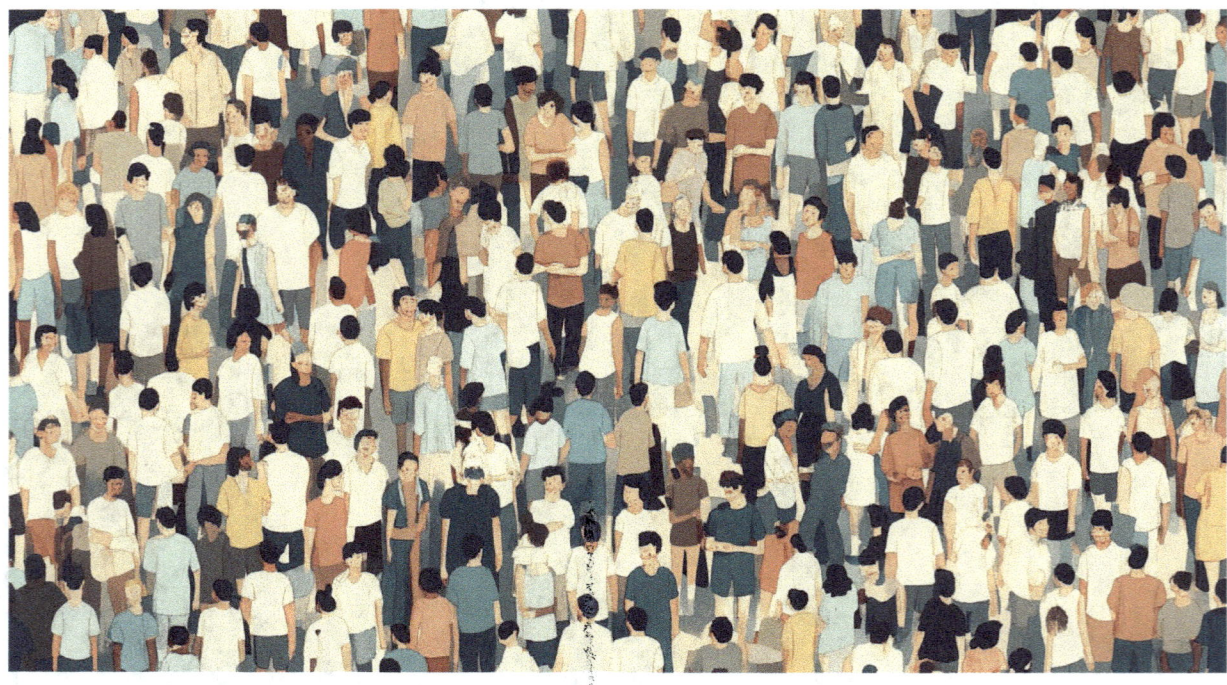

Penso che le persone _____

Le mie opinioni

Parla un po' di te

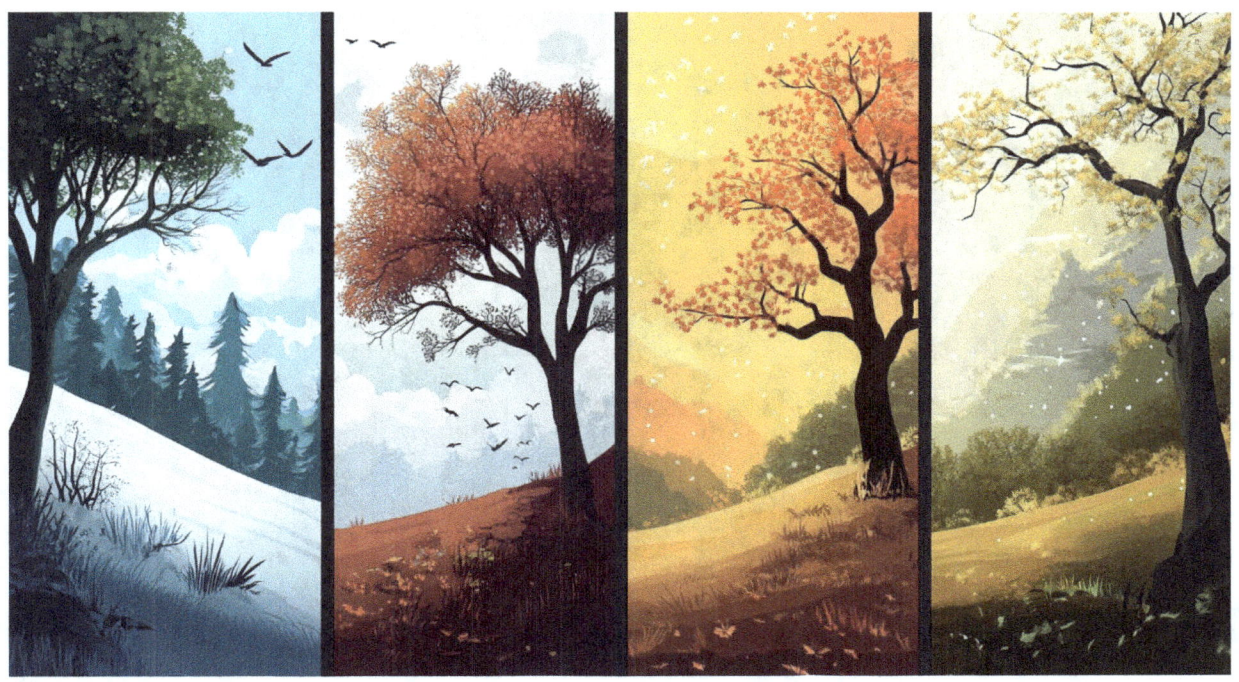

La mia stagione preferita è _____

perché _____

Le mie opinioni

Parla un po' di te

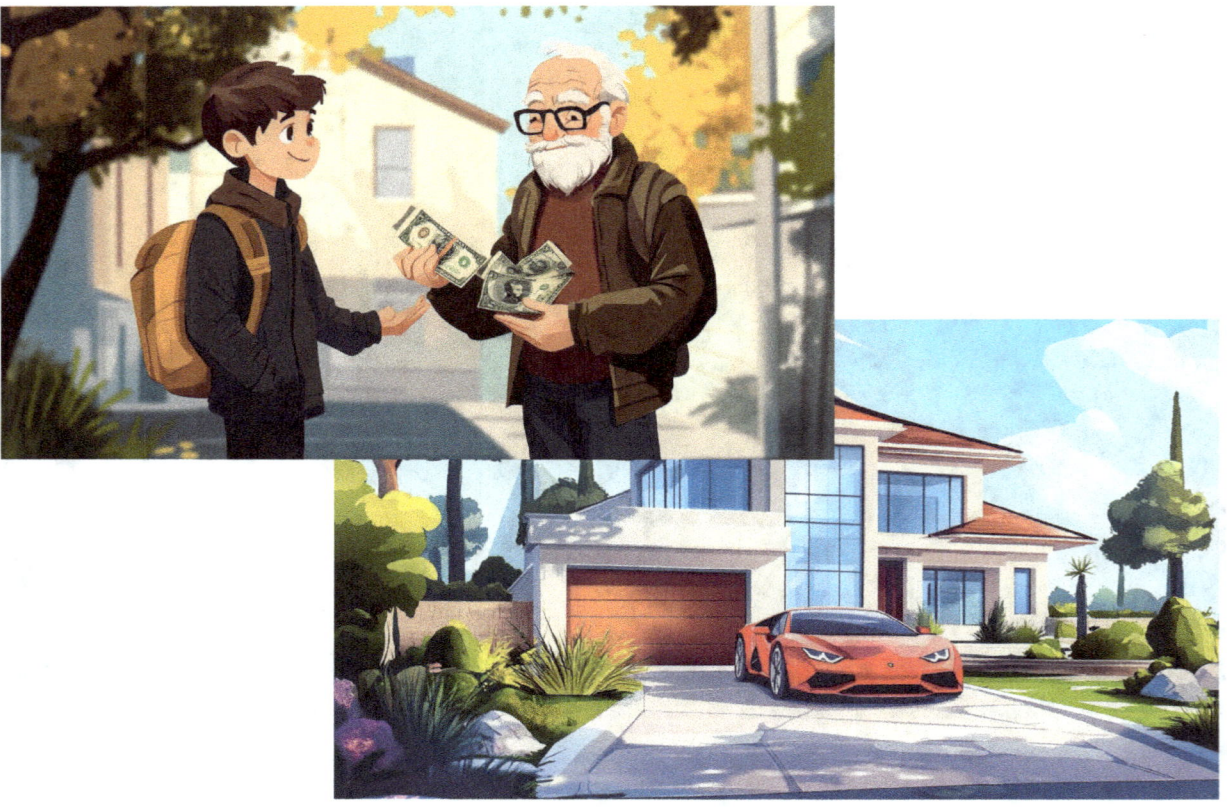

Se potessi, io _____

Le mie opinioni

Parla un po' di te

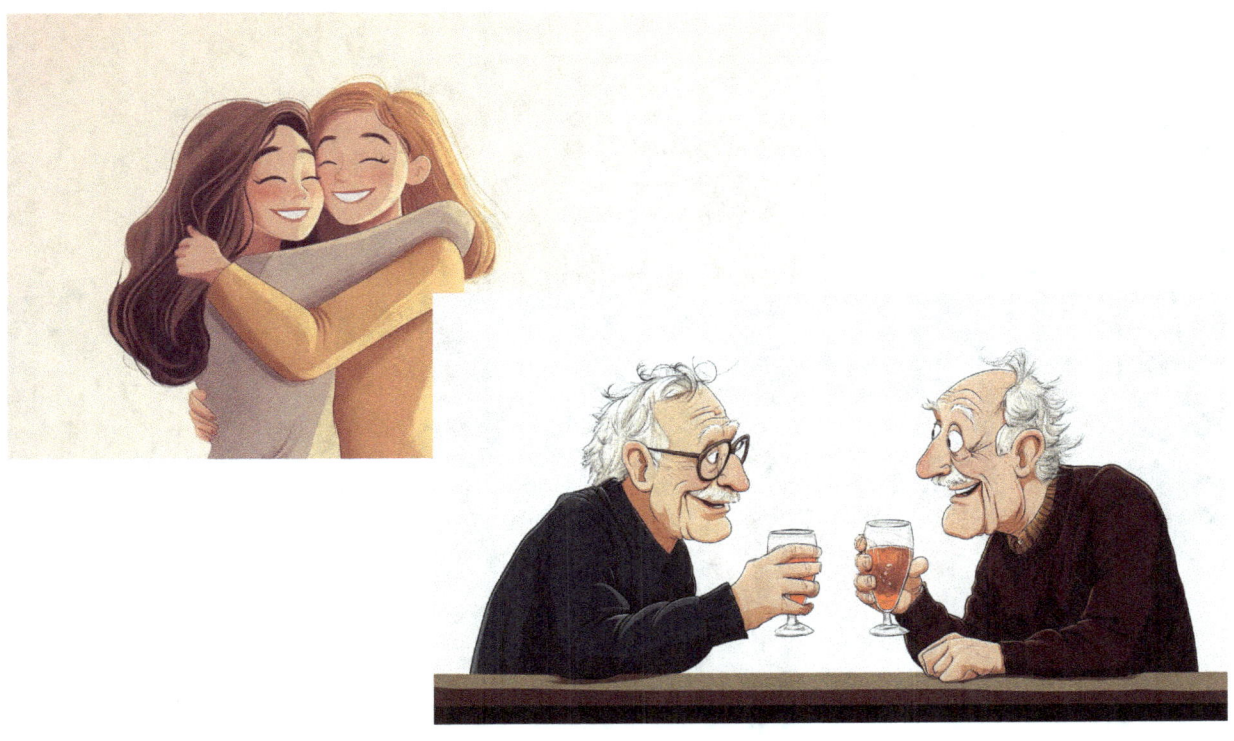

La persona a cui sono più legata/o è _____

perché _____

_____

_____

_____

_____

_____

Le mie opinioni

Parla un po' di te

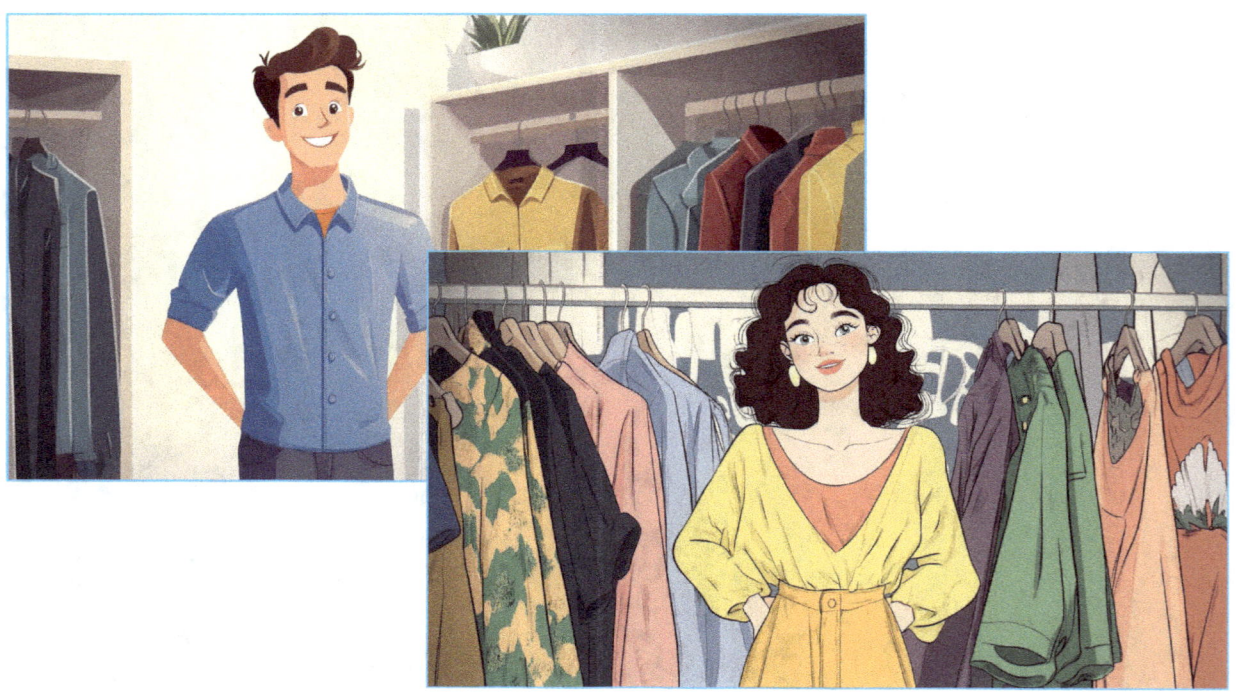

Descrivi il tuo abbigliamento di oggi e quanta importanza dai al vestirsi.

Le mie opinioni

Parla un po' di te

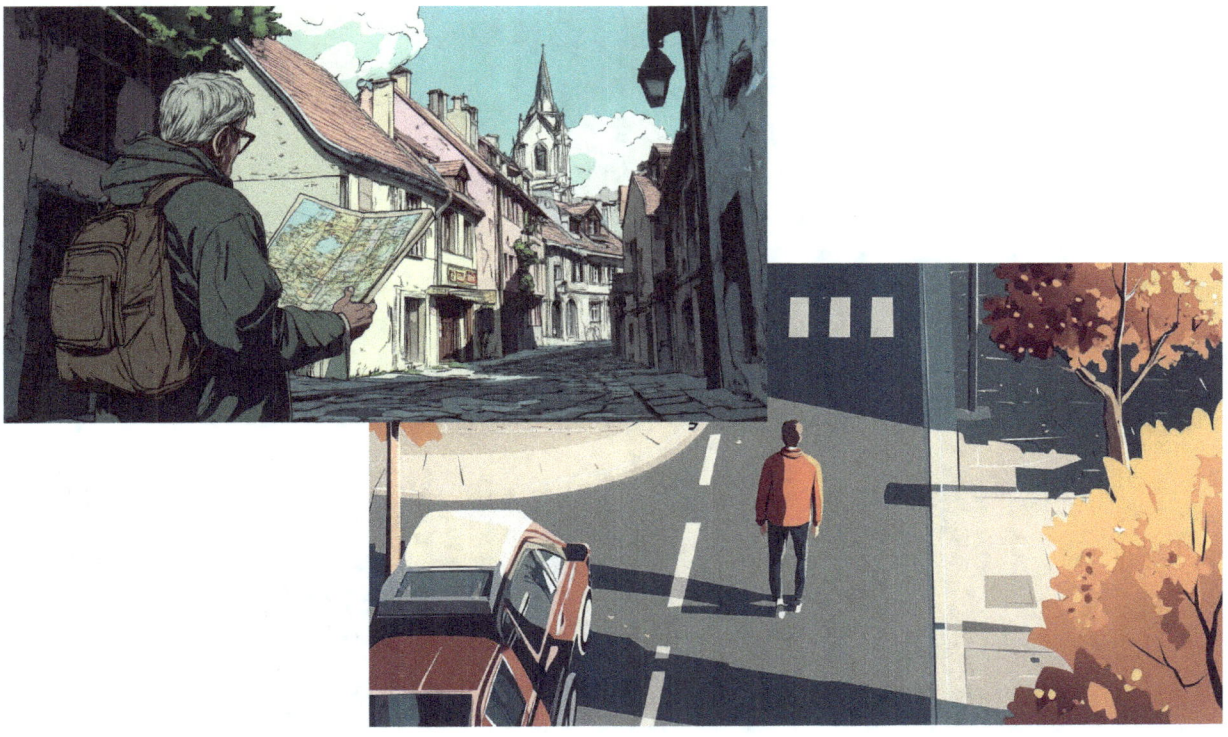

Descrivi il percorso che fai più spesso quando esci di casa.

Le mie opinioni

Parla un po' di te

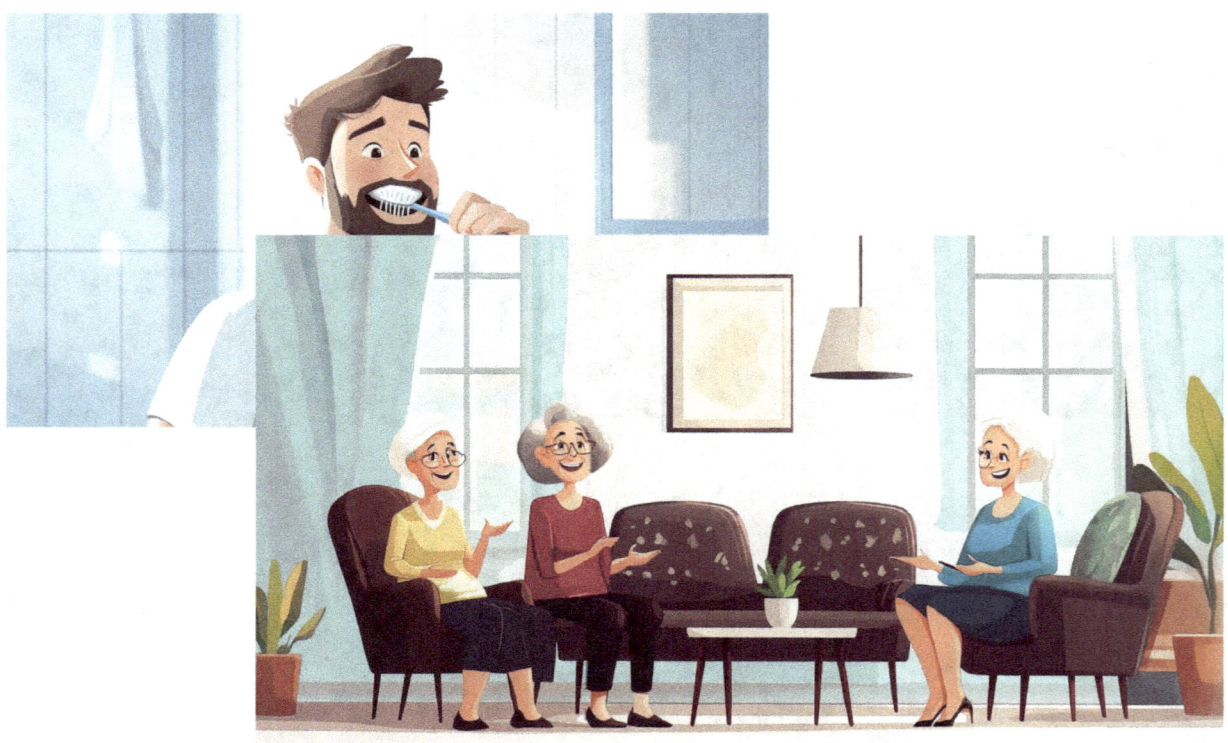

Descrivi la tua giornata.

_____
_____
_____
_____
_____
_____
_____

Le mie opinioni

Parla un po' di te

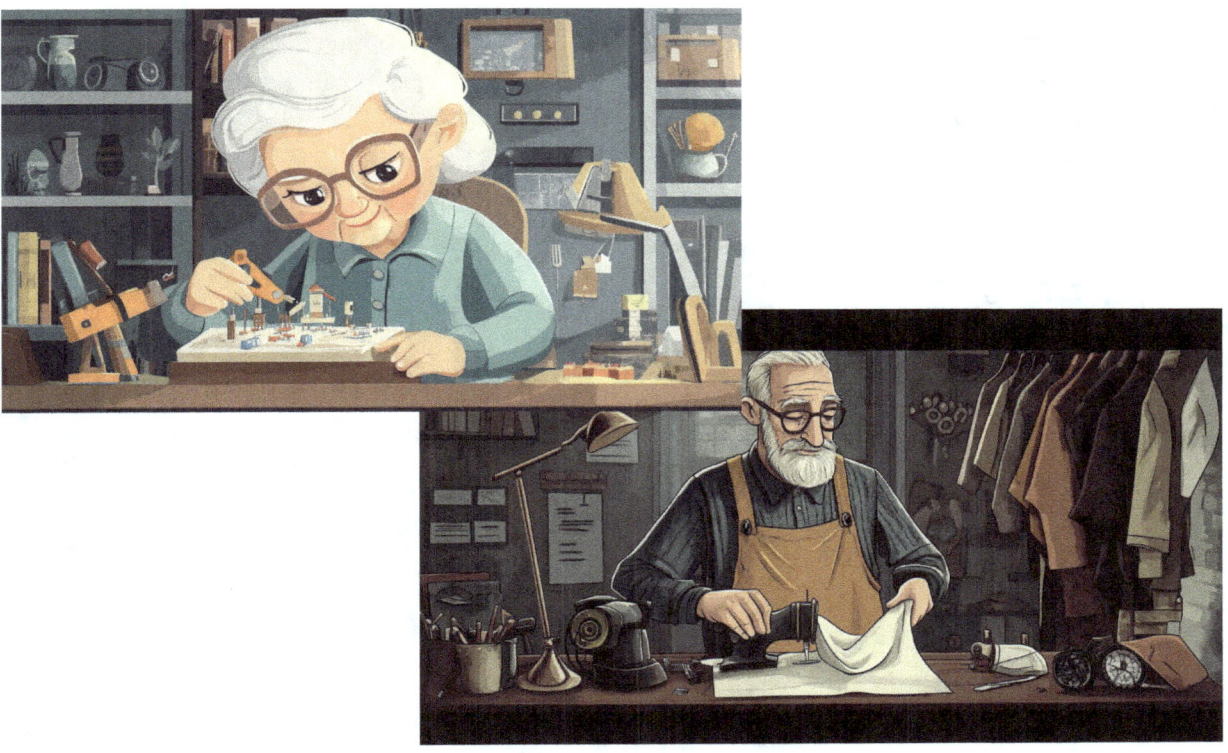

Parla dei tuoi punti di forza e di debolezza.

Le mie opinioni

Parla un po' di te

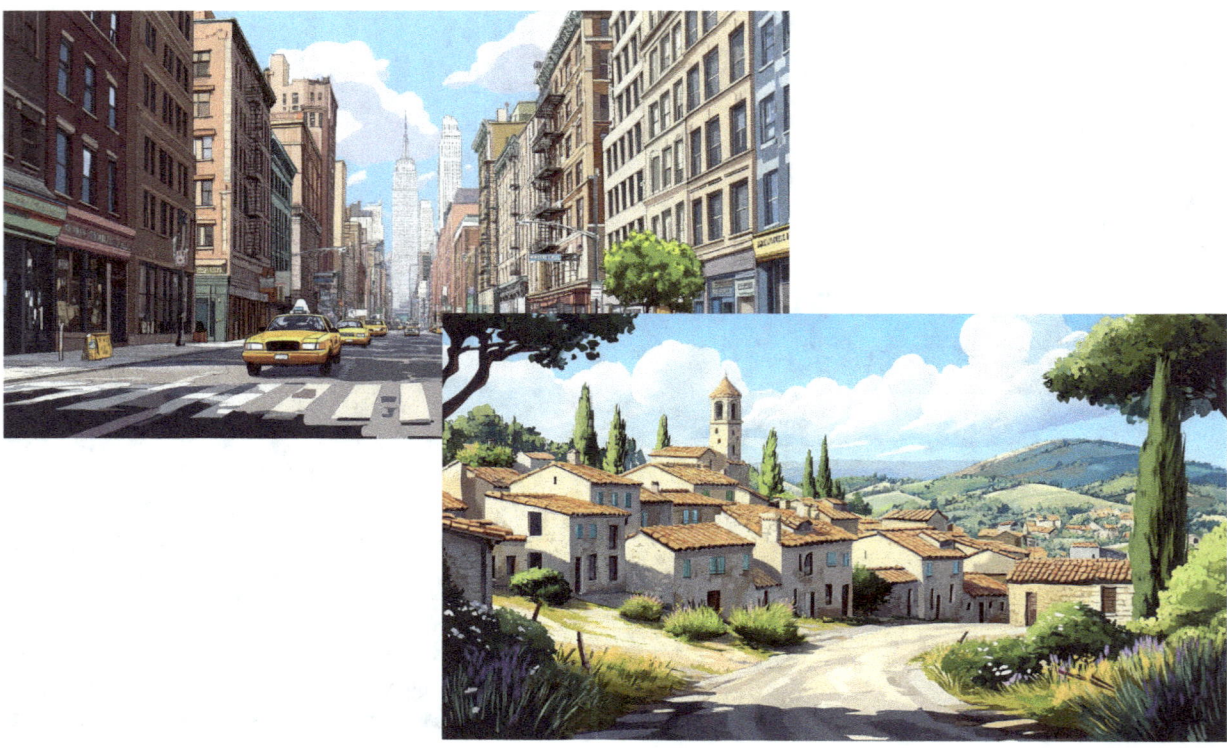

Descrivi il posto dove ti piacerebbe vivere.

_____
_____
_____
_____
_____
_____
_____

Le mie opinioni

Parla un po' di te

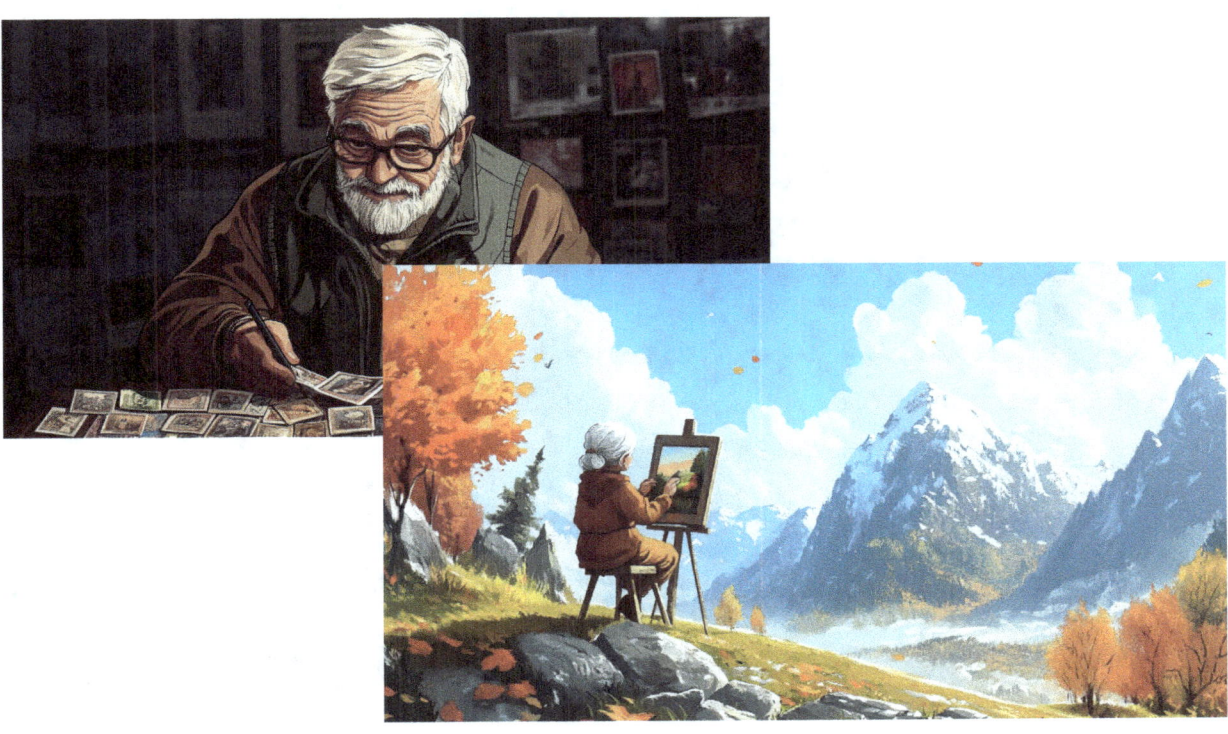

Descrivi un'attività che ti piace/piaceva fare.

Le mie opinioni

Parla un po' di te

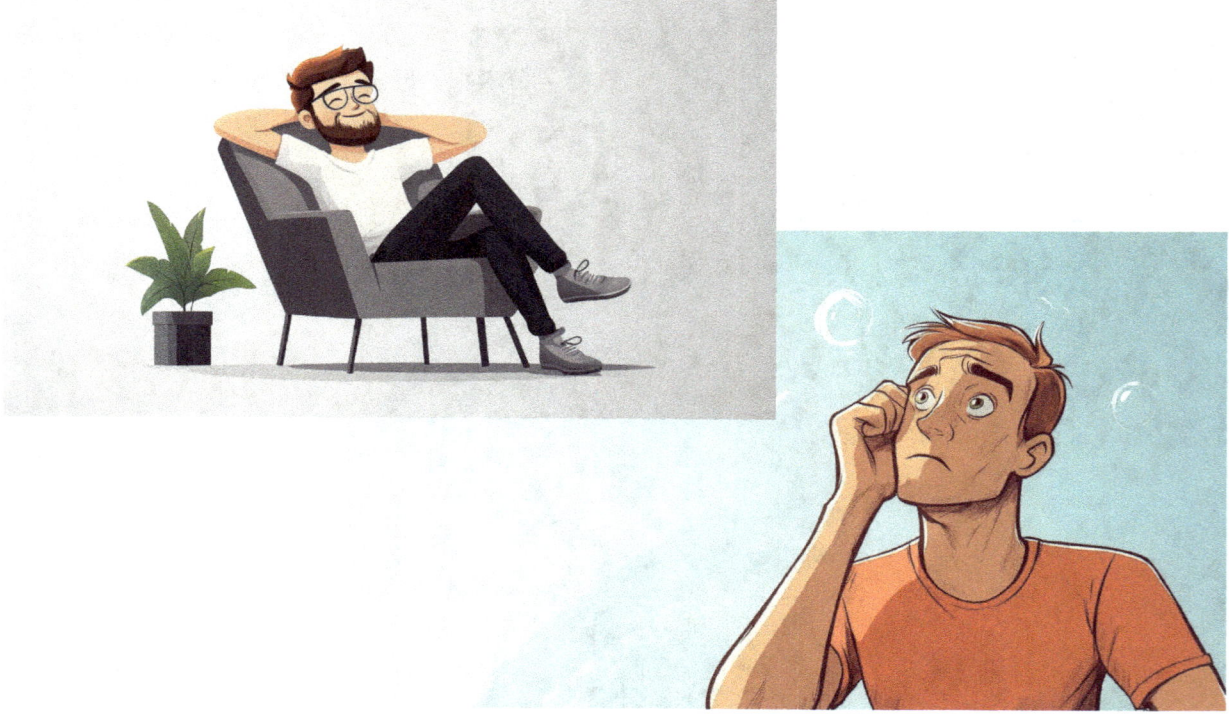

Descrivi come ti senti adesso.

_____
_____
_____
_____
_____
_____
_____

Le mie opinioni

Parla un po' di te

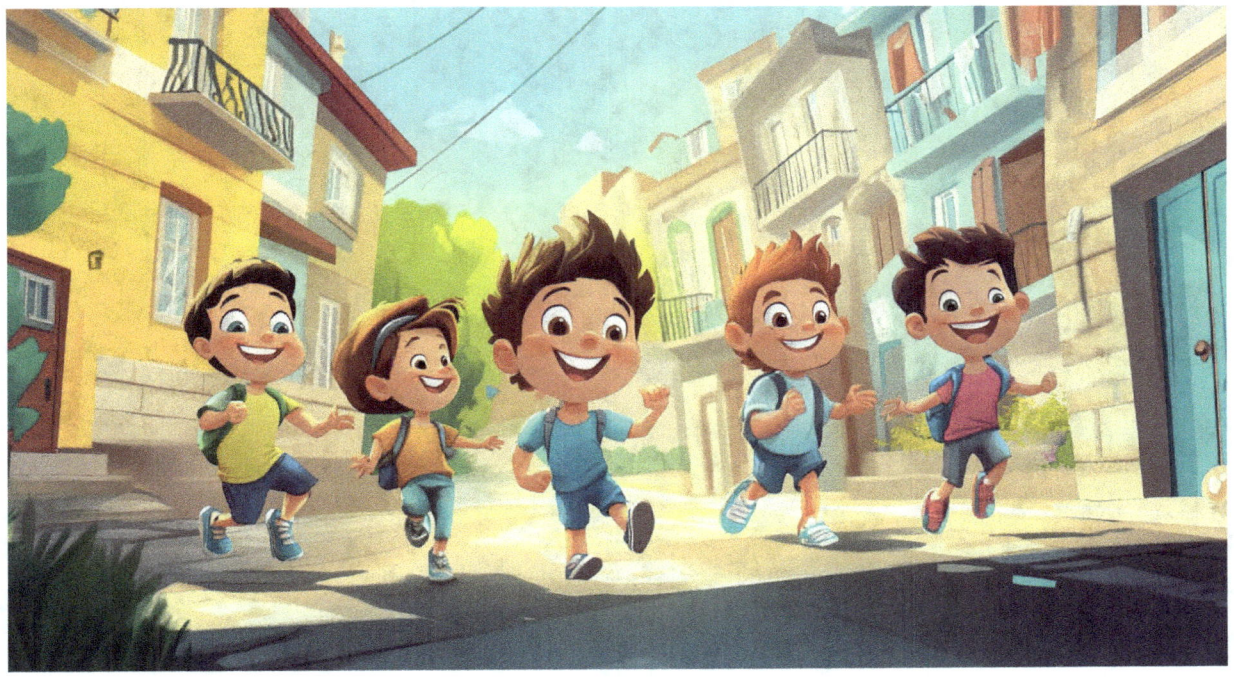

Descrivi un gioco che facevi da bambino.

Le mie opinioni

Parla un po' di te

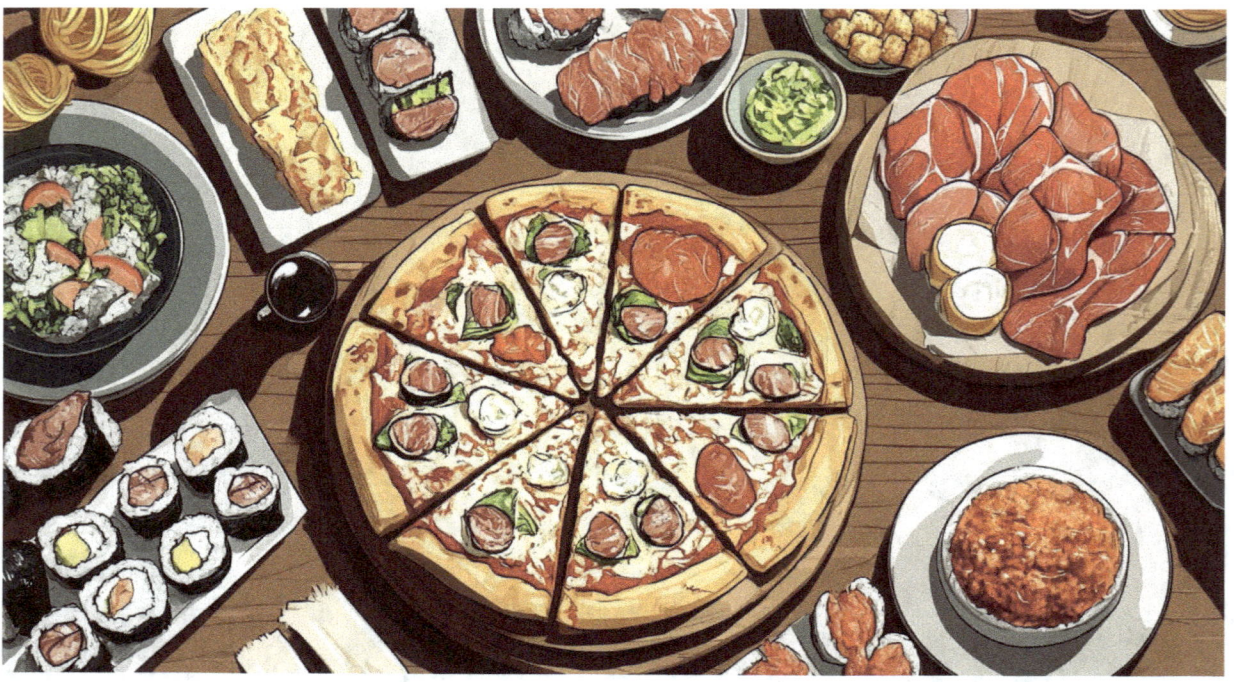

Descrivi il tuo cibo preferito e perché ti piace così tanto.

Le mie opinioni

Parla un po' di te

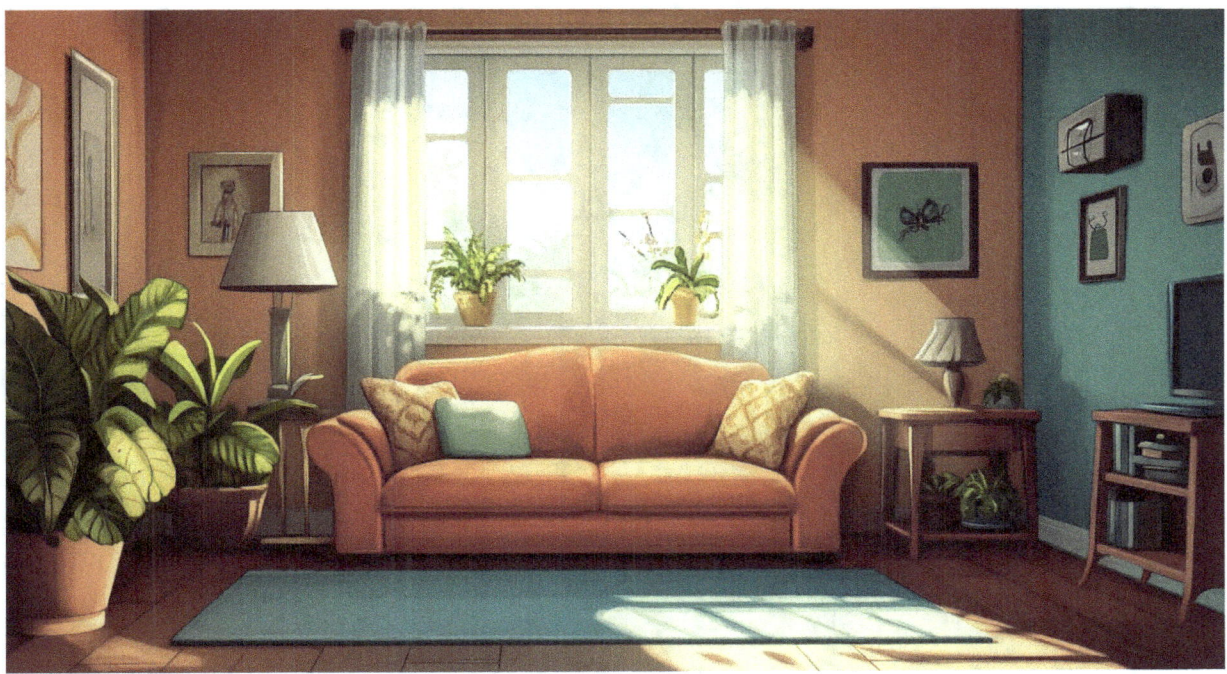

Descrivi una parte della tua casa che cambieresti.

Le mie opinioni

42

Parla un po' di te

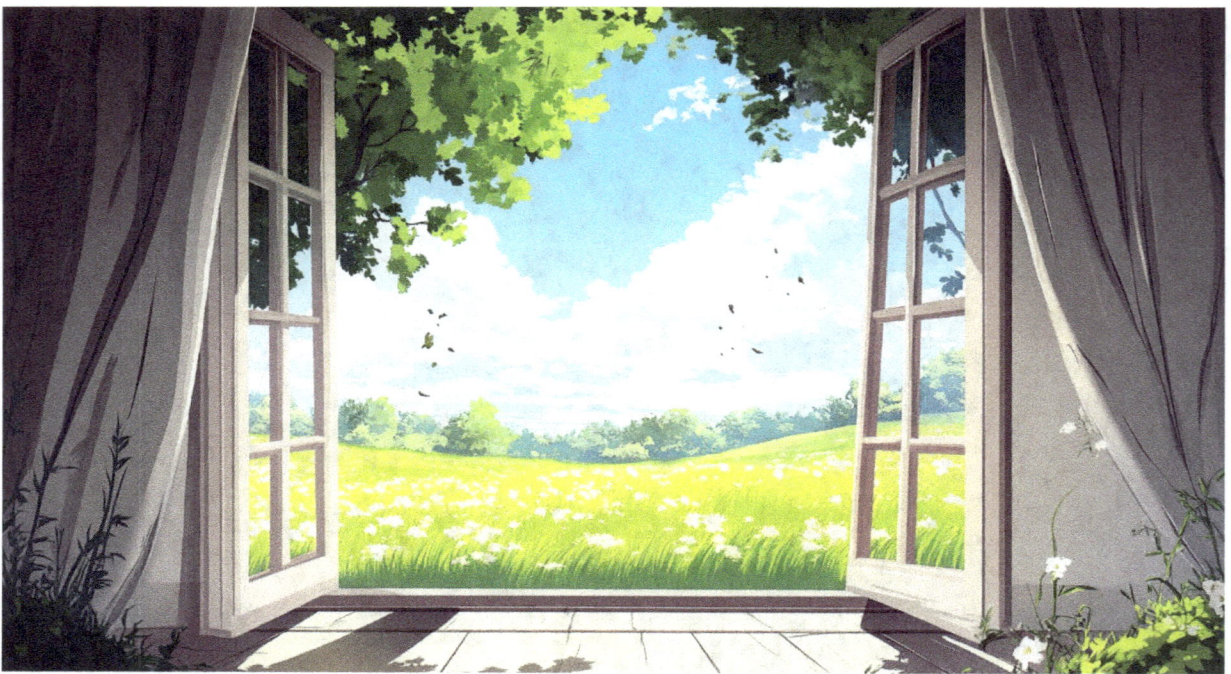

Descrivi quello che vedi dalla finestra.

Le mie opinioni

Parla un po' di te

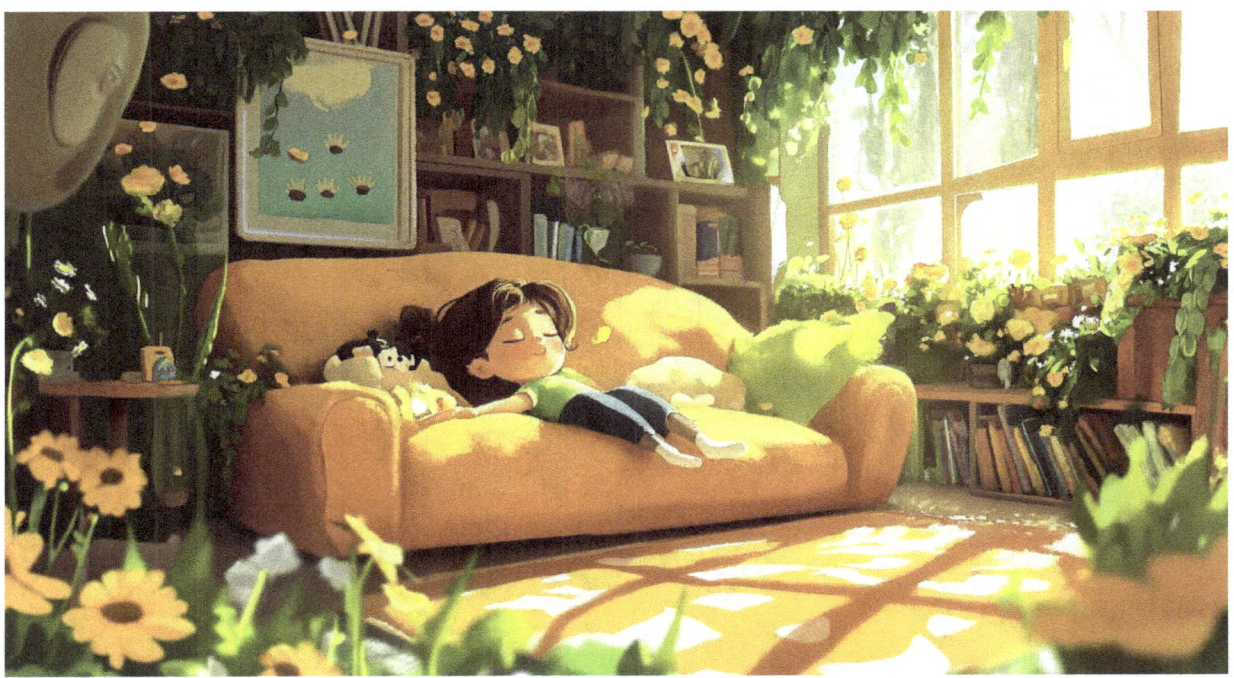

Descrivi un luogo o un momento della tua infanzia.

_____
_____
_____
_____
_____
_____

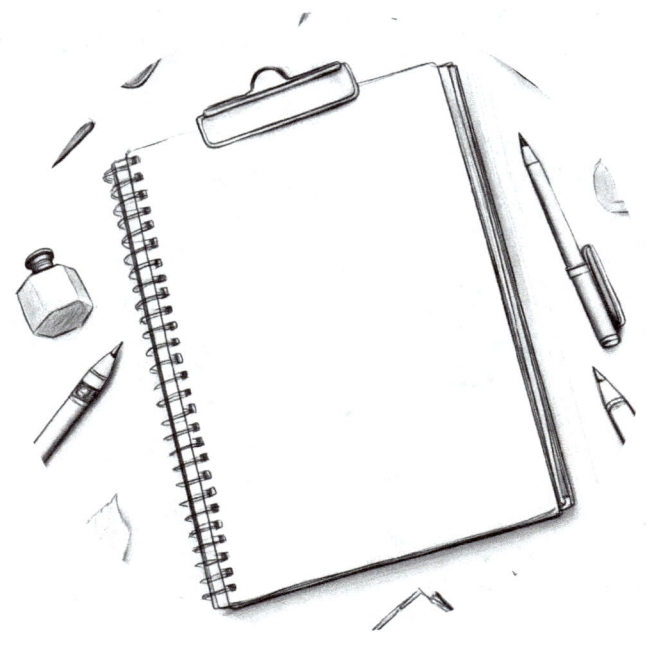

18 argomenti con attività

Nelle prossime pagine troverai diverse attività su 18 argomenti, dallo sport ai viaggi passando per la letteratura e l'amicizia.

Dopo ogni brano troverai degli esercizi per aumentare il lessico attraverso il recupero di parole più difficili.

1 – Il successo

> Quale tra queste immagini rappresenta per te il concetto di **successo**? Perché?

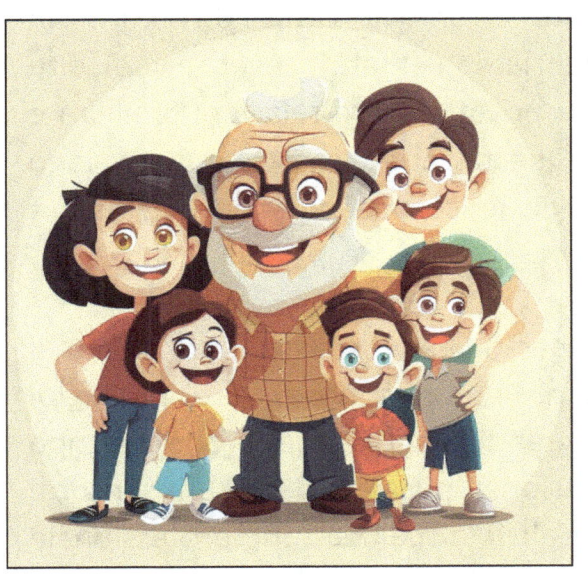
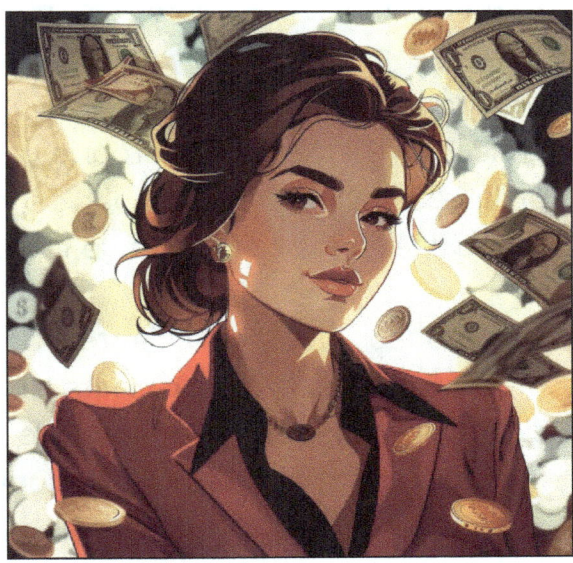
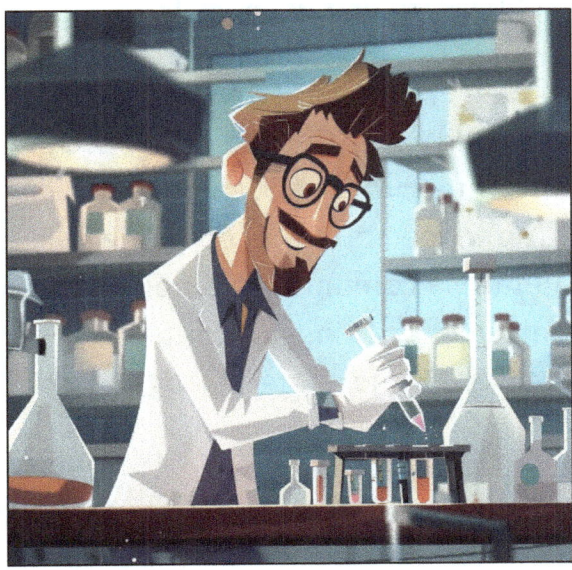
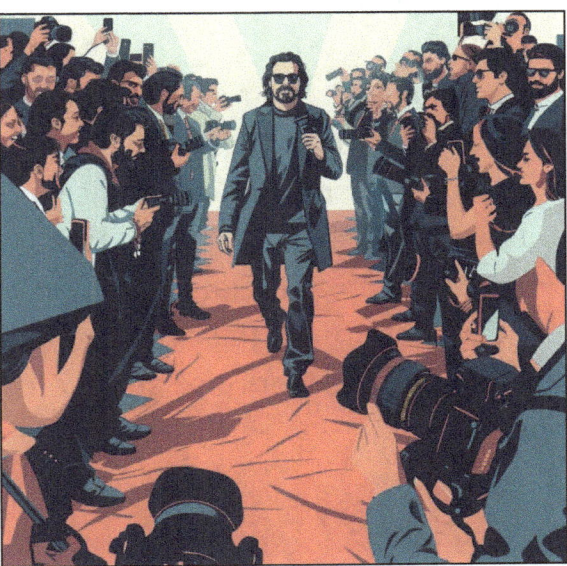

1 – Il successo

Leggi il seguente brano

Avere «successo» nella vita

Il concetto di «realizzazione personale» cambia da persona a persona. Per alcuni, significa ottenere grandi **traguardi** lavorativi, come diventare un dirigente importante o un **rinomato** scienziato. Per altri, invece, vuol dire trovare un buon equilibrio tra lavoro e vita privata, avere relazioni familiari e amicali forti, o seguire le proprie passioni. Questa varietà mostra quanto siano diverse le esperienze umane: ciò che rende felice una persona può essere molto diverso da ciò che rende felice un'altra.

Nel mondo del lavoro, la realizzazione personale è spesso vista come il raggiungimento di una **carriera** di successo. Puntare a posizioni di prestigio, sviluppare competenze **innovative** o fare grandi progressi nel proprio campo sono esempi di come le **aspirazioni** professionali possano definire il senso di realizzazione di una persona. Tuttavia, per altri, la realizzazione professionale può significare stabilità e **sicurezza**, o la possibilità di avere un impatto positivo sulla vita degli altri, come fanno insegnanti, medici o assistenti sociali.

Fuori dal lavoro, la realizzazione personale può avere molte forme. Per alcuni, si trova nell'arte, nella musica o nella lettura. Per altri, è legata alla crescita personale e **spirituale**, alla ricerca della pace interiore, o all'esplorazione di nuove culture e luoghi. Spesso, la realizzazione personale è collegata alla capacità di creare relazioni importanti e di aiutare la comunità e l'ambiente. In questo modo, la realizzazione personale diventa un viaggio continuo, un processo per scoprire se stessi e ciò che è davvero importante per ognuno di noi.

1 – Il successo

Rispondi alle domande

Che cosa vuol dire, per te, avere «successo» nella vita?

Conosci due persone con un concetto totalmente diverso di «successo» (puoi essere una delle due)?

1 – Il successo

Unisci parole e definizioni

sicurezza	il percorso professionale di una persona nella vita
innovativo	essere protetti e non esposti a pericoli
traguardo	relativo all'anima, non materiale
spirituale	celebre, che gode di ampia fama
aspirare	nuovo, originale, mai visto prima
rinomato	l'obiettivo o il fine che una persona vuole raggiungere
carriera	desiderare ardentemente, bramare, ambire

1 – Il successo

Prova a scrivere le parole precedenti inserendo le lettere al posto giusto!

1. L'obiettivo o il fine che una persona vuole raggiungere

A A R U D G T O R

2. Celebre, che gode di ampia fama

M O A I N O T R

3. Nuovo, originale, mai visto prima

N V T V I N I O A O

4. Essere protetti e non esposti a pericoli

C E I R Z U S A Z

5. Il percorso professionale di una persona nella vita

I R E A R A R C

6. Desiderare ardentemente, bramare, ambire

R I A S P E R A

7. Relativo all'anima, non materiale

I L U I A P S R T E

Antonio Milanese - Esercizi per l'afasia 3: Parlare di sé

1 – Il successo

Inserisci le parole all'interno delle frasi

innovativo • aspirare • traguardo • rinomato • sicurezza • carriera • spirituale

1. Devi impegnarti molto se vuoi _____ a una posizione importante.

2. Garantire la _____ sul lavoro è una priorità per la nostra azienda.

3. Il ristorante in centro è molto _____ per la sua cucina tradizionale.

4. Gli scienziati stanno sviluppando un progetto davvero _____.

5. Ha intrapreso un viaggio _____ in India per conoscere meglio se stesso.

6. Il velocista ha tagliato per primo il _____.

7. Dopo anni di sacrifici, ha ottenuto finalmente un avanzamento di _____.

1 – Il successo

5 parole che mi vengono in mente se penso al successo

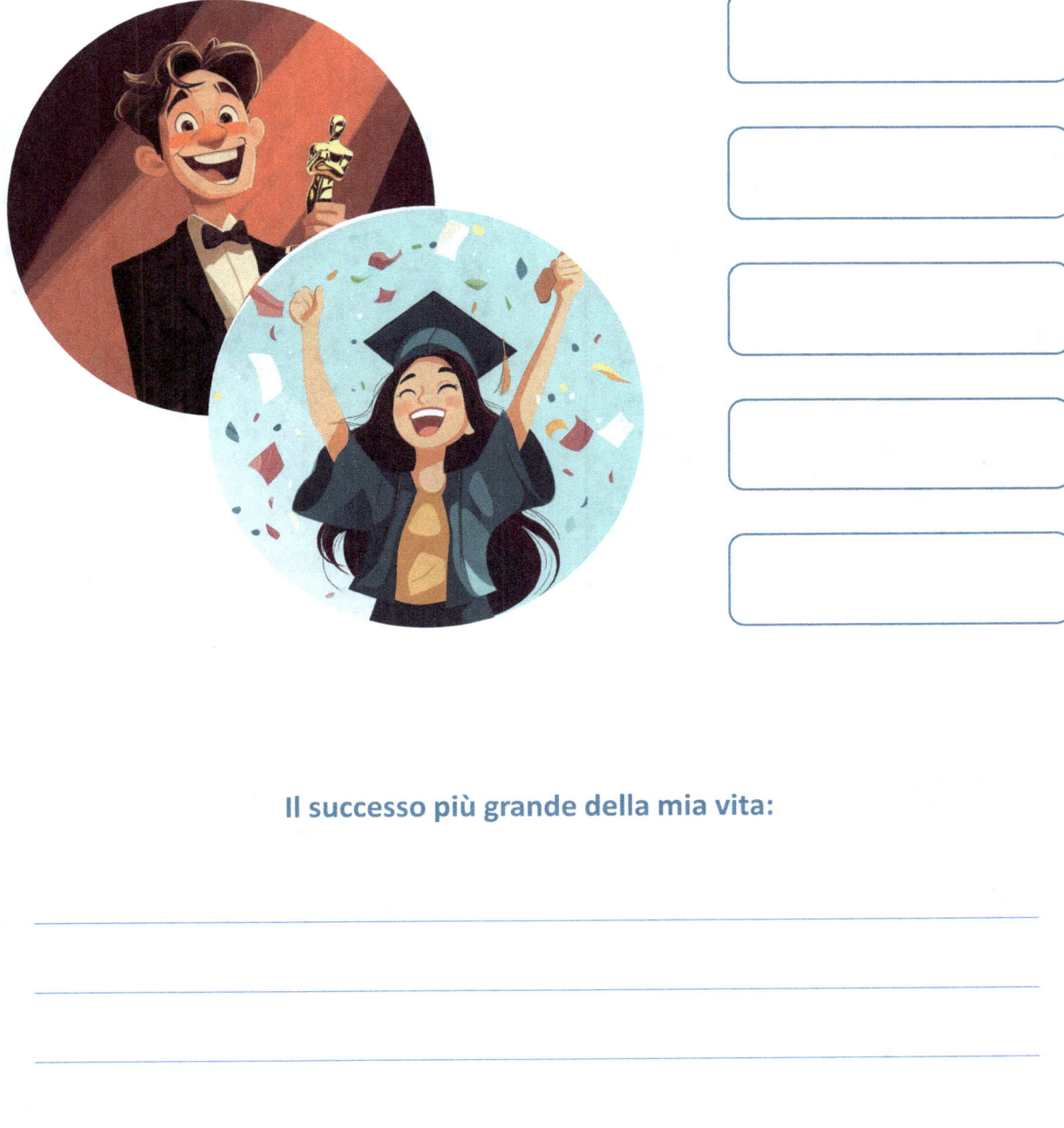

Il successo più grande della mia vita:

_____

_____

_____

_____

2 – Viaggiare

Quale tra queste immagini rappresenta per te il concetto di **viaggiare**? Perché?

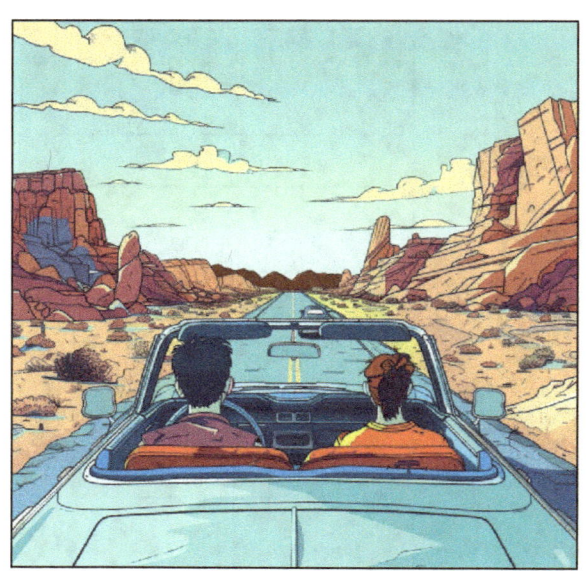
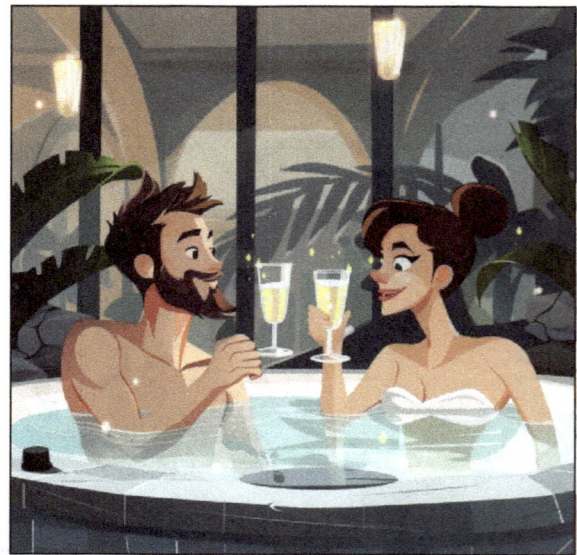
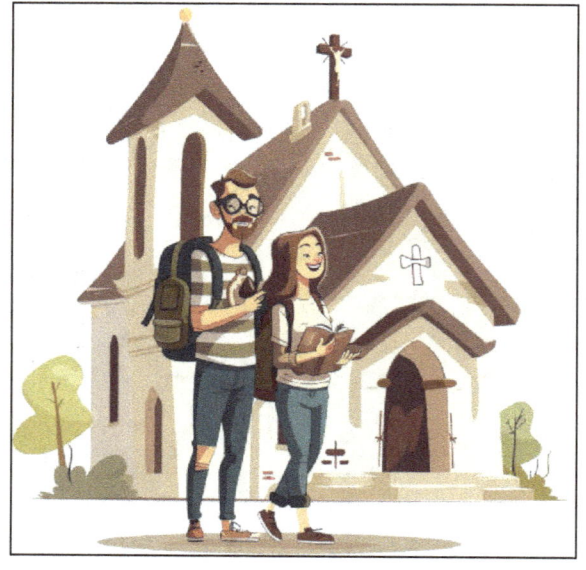
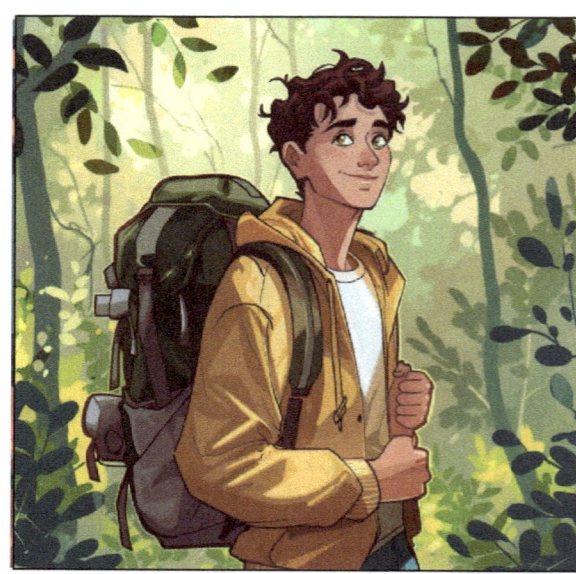

2 – Viaggiare

Leggi il seguente brano e inserisci le parole negli spazi giusti

> ## Viaggiare per scoprire il mondo e se stessi

comodità • parte • esplorare

Il viaggio è una delle esperienze più straordinarie che l'umanità possa intraprendere. Quando si _____ per un viaggio, si lasciano alle spalle le _____ della routine quotidiana per _____ nuovi orizzonti. È un'opportunità di scoperta, crescita e avventura.

monotonia • curiosità • assaporare

Ogni viaggio inizia con la voglia di scoprire qualcosa di ignoto. L'emozione di vedere luoghi mai visitati prima, immergersi in culture diverse e _____ cibi sconosciuti crea un senso di meraviglia e _____ I viaggi ci permettono di sfuggire dalla _____ della vita quotidiana e di abbracciare la diversità del mondo.

ricordi • sfide • riflettere

Ma un viaggio è più di una semplice fuga. È un'occasione per _____ su se stessi, per scoprire nuove prospettive e per creare _____ indelebili. Durante il viaggio, si incontrano persone diverse, si superano _____ e si aprono nuove porte verso la comprensione e la consapevolezza. È un'opportunità di crescita personale e di arricchimento culturale.

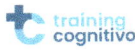

Antonio Milanese - Esercizi per l'afasia 3: Parlare di sé

2 – Viaggiare

Rispondi le domande

Di quale viaggio conservi un ricordo indimenticabile?

Quale posto, tra quelli che non hai ancora visto, ti piacerebbe visitare?

2 – Viaggiare

Unisci parole e definizioni

opportunità	la capacità di capire qualcosa
monotono	l'occasione di avere un vantaggio
immergersi	la conoscenza di se stessi
sfida	accumulo di ricchezze o conoscenze
comprensione	noioso, ripetitivo, sempre uguale
arricchimento	entrare completamente in un liquido
consapevolezza	situazione o compito che richiede abilità

2 – Viaggiare

Prova a scrivere le parole precedenti inserendo le lettere al posto giusto!

1. L'occasione di avere un vantaggio

   O U I À P T T P O N R

2. Noioso, ripetitivo, sempre uguale

   T O M O O N N O

3. Entrare completamente in un liquido

   R I R E M G S M I E

4. Situazione o compito che richiede abilità

   I F S A D

5. La capacità di capire qualcosa

   M N I C E O N E S R P O

6. Accumulo di ricchezze o di conoscenze

   E C A T I O H R M I R C N

7. La conoscenza di se stessi

   A E L O C S Z E Z P N V O A

Antonio Milanese - Esercizi per l'afasia 3: Parlare di sé

2 – Viaggiare

Inserisci le parole all'interno delle frasi

opportunità • monotono • immergersi • sfida • comprensione • arricchimento • consapevolezza

1. È importante la velocità di lettura, ma anche la _____ del testo.

2. La canzone ha un bel testo, ma il ritmo è troppo _____.

3. Col passare del tempo aumenta la _____ delle sue capacità.

4. Molte persone adorano andare al largo e _____ per esplorare i fondali marini.

5. Non mi lascerò scappare l'_____ per migliorare la mia carriera.

6. L'avversario ha deciso di raccogliere la _____ e si è presentato all'incontro.

7. Quel buon investimento ha contribuito al suo _____.

2 - Viaggiare

5 parole che mi vengono in mente se penso ai viaggi

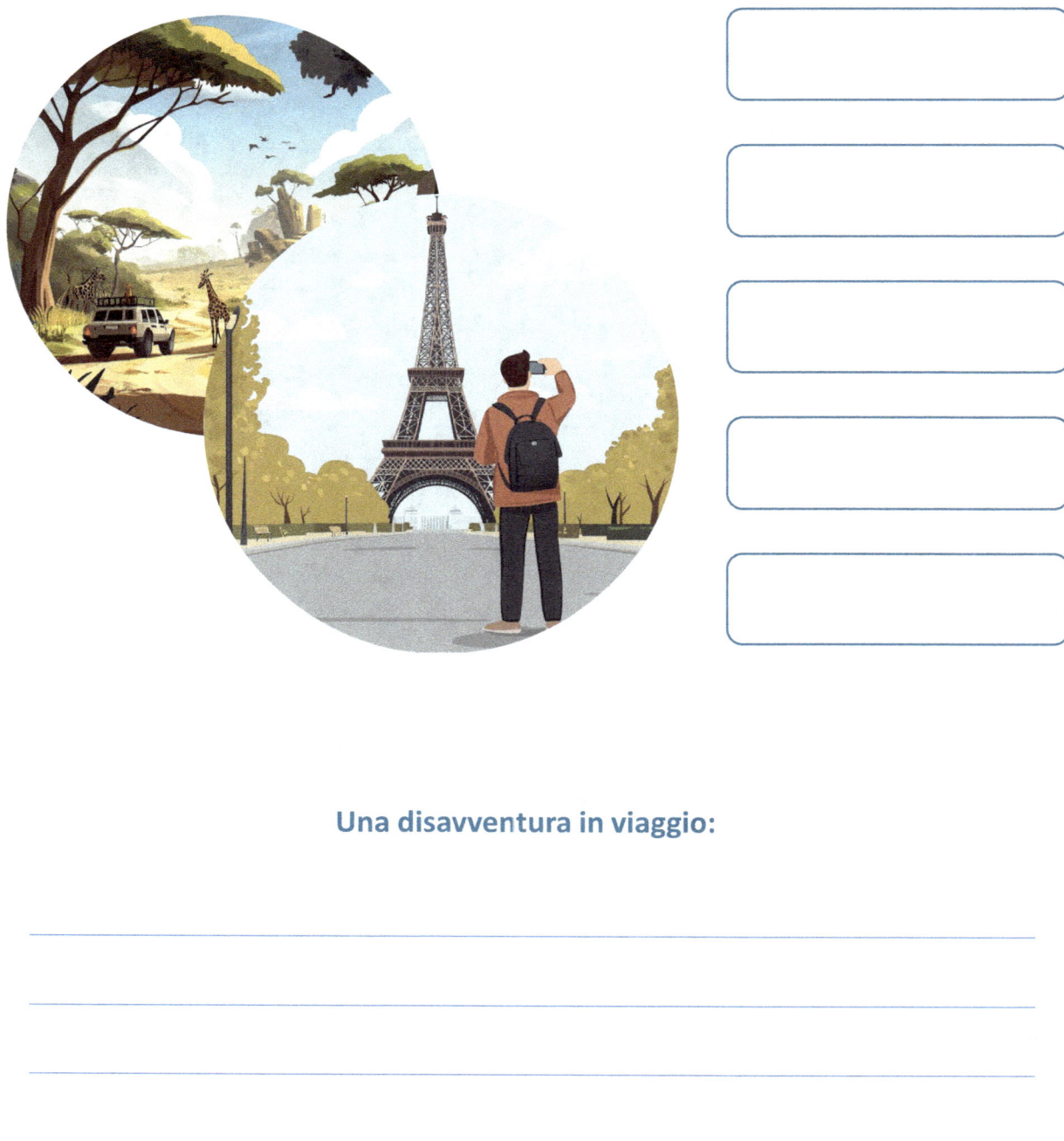

Una disavventura in viaggio:

_____

_____

_____

_____

3 – La natura

Quale tra queste immagini rappresenta per te il concetto di **natura**? Perché?

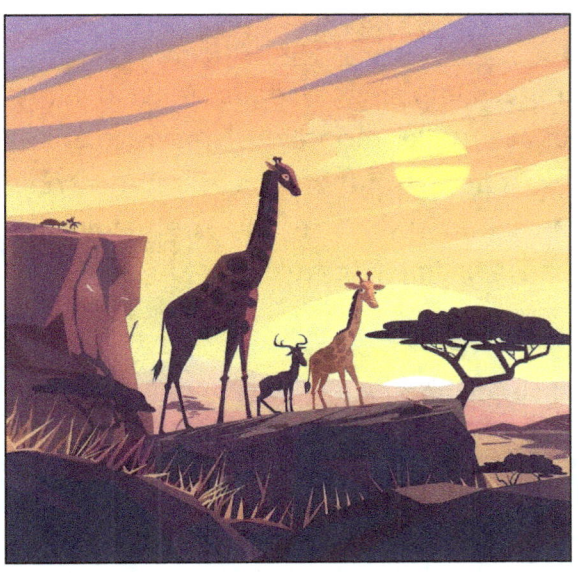
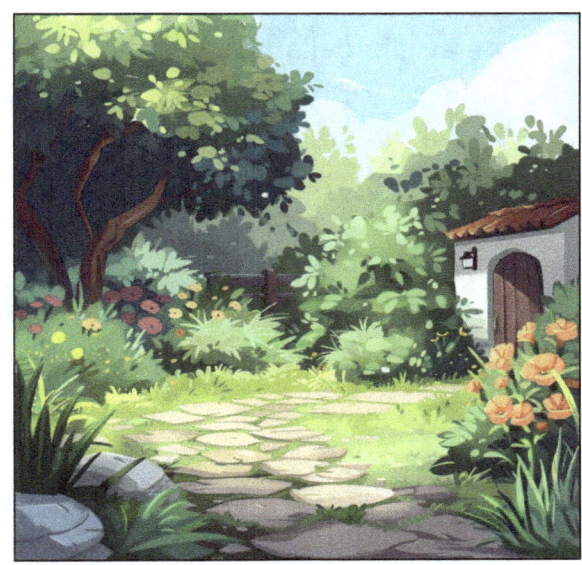
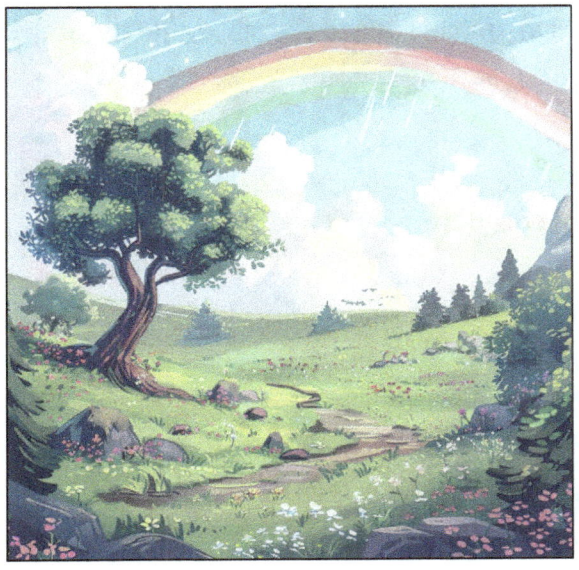
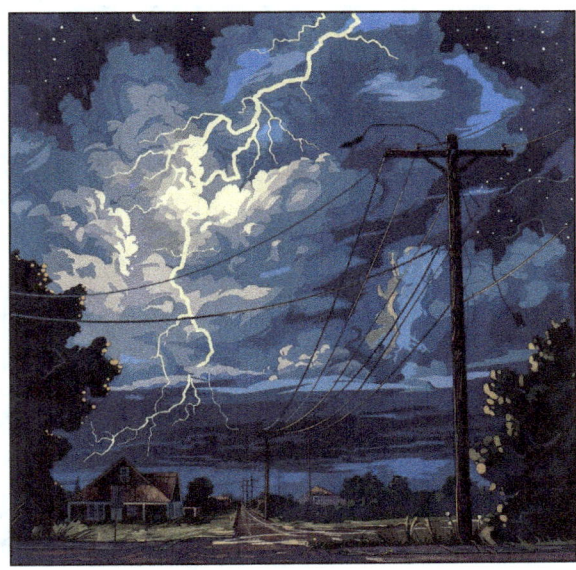

3 – La natura

Leggi il seguente brano e inserisci le parole negli spazi giusti

Le meraviglie della natura

ispirano • oceani • affascinanti

Le meraviglie della natura sono innumerevoli e _____, un'espressione dell'infinita varietà e bellezza del nostro pianeta. Ogni angolo della Terra ospita fenomeni naturali unici, dai paesaggi mozzafiato delle montagne innevate alle profondità misteriose degli _____, che ospitano una straordinaria biodiversità. La natura, con i suoi cicli e sistemi complessi, offre uno spettacolo di colori, forme e suoni che _____ meraviglia e rispetto.

evoluzione • rosso • sbocciano

I cambiamenti stagionali sono uno degli aspetti più affascinanti della natura. L'autunno trasforma i paesaggi in tele di colori caldi, con sfumature di _____, arancione e giallo. La primavera, d'altra parte, porta nuova vita, con fiori che _____ in una miriade di colori e alberi che si riempiono di foglie verdi. Ogni stagione offre una prospettiva unica sulla bellezza della natura, ricordandoci la sua continua _____ e il suo ciclo vitale.

tropicali • specie • coralline

La biodiversità è un altro aspetto sorprendente della natura. Dalle immense giungle _____, ricche di specie vegetali e animali, alle barriere _____, che ospitano migliaia di _____ marine, la varietà della vita sulla Terra è sbalorditiva. Questa diversità non è solo una meraviglia visiva, ma è anche fondamentale per l'equilibrio degli ecosistemi. Ogni specie, piccola o grande, svolge un ruolo cruciale nel mantenimento della salute del nostro pianeta.

3 – La natura

Rispondi alle domande

Vulcani, oceani o «semplici» tramonti: hai mai assistito a una meraviglia della natura?

Terremoti, alluvioni, incendi, tempeste: hai mai avuto paura per cause «naturali»?

3 – La natura

Unisci parole e definizioni

priorità	una regione di terreno con montagne, fiumi e foreste
complesso	importanza o precedenza data a qualcosa rispetto ad altre
conservare	esercitare una forte attrattiva o interesse
sbocciare	mantenere qualcosa nel suo stato originale
paesaggio	costituito da molte parti diverse connesse
stagione	periodo dell'anno caratterizzato da condizioni climatiche particolari
affascinare	il processo di apertura dei petali

Antonio Milanese – Esercizi per l'afasia 3: Parlare di sé

3 – La natura

63

Prova a scrivere le parole precedenti inserendo le lettere al posto giusto!

1. Esercitare una forte attrattiva o interesse

N I A E S R A C F A F

2. Una regione di terreno con montagne, fiumi e foreste

A E A O G G S I P

3. Costituito da molte parti diverse connesse

L M O O S E P S C

4. Periodo dell'anno caratterizzato da condizioni climatiche particolari

I S O G T N A E

5. Il processo di apertura dei petali

C O B E A I C R S

6. Mantenere qualcosa nel suo stato originale

R S O C A N E E R V

7. Importanza o precedenza data a qualcosa rispetto ad altre

R P I O R T I À

Antonio Milanese - Esercizi per l'afasia 3: Parlare di sé

3 – La natura

Inserisci le parole all'interno delle frasi

priorità • complesso • conservare • sbocciare • paesaggio • stagione • affascinare

1. La scorsa settimana in giardino ho visto _____ una rosa.

2. Dalla cima della montagna ho ammirato un _____ stupendo.

3. La primavera è la _____ che preferisco di più.

4. Dovrebbe studiare di più, ma adesso lui ha altre _____.

5. Il tramonto non smette di _____ generazioni di fotografi.

6. Vorrei risolvere il problema, ma è più _____ del previsto.

7. Non dimenticarti di _____ i formaggi in frigorifero.

3 – La natura

5 parole che mi vengono in mente se penso alla natura

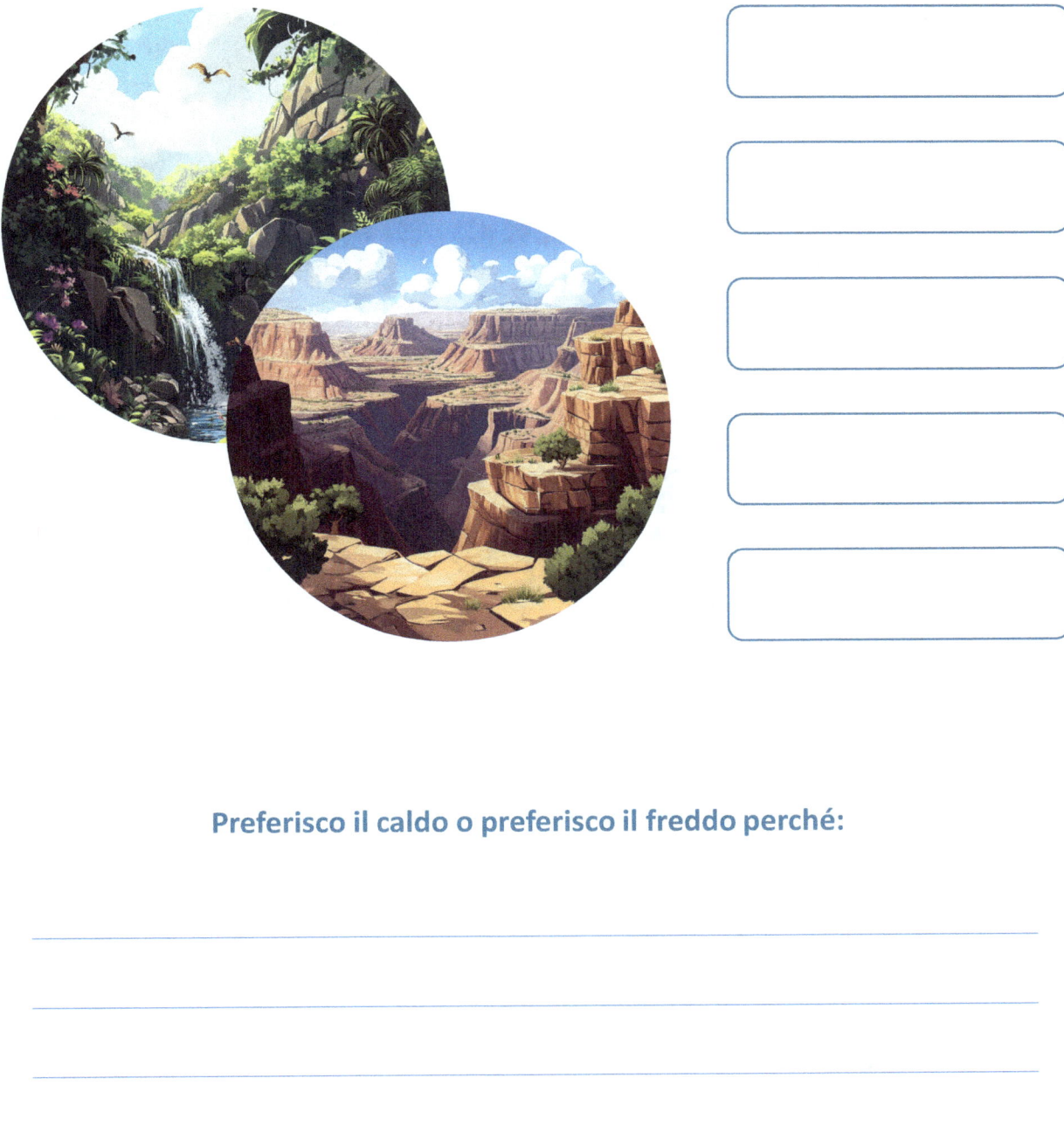

Preferisco il caldo o preferisco il freddo perché:

_____

_____

_____

Riepilogo 1-3

Trova tutte le parole delle prime 3 attività **Soluzioni a pagina 171**

SICUREZZA	INNOVATIVO	TRAGUARDO	SPIRITUALE	ASPIRARE	RINOMATO
CARRIERA	OPPORTUNITÀ	MONOTONO	IMMERGERSI	SFIDA	COMPRENSIONE
ARRICCHIMENTO	CONSAPEVOLEZZA	PRIORITÀ	COMPLESSO	CONSERVARE	SBOCCIARE
PAESAGGIO	STAGIONE	AFFASCINARE			

```
O D L A T L P R I O R I T À G R É S Ç É
S P I R I T U A L E Ù A Q Ù Z E R A Û D
Ü X C R R P A E S A G G I O H É Ç R U C
L C O N S A P E V O L E Z Z A È É R C A
F R I N O M A T O Â B N Ù À D T C I O R
B X U H K Q É È A Ê I Ù Ô N E À O C M R
Î Q Ê Z U Ç I M M E R G E R S I M C P I
Î Ù J U S I C U R E Z Z A Ï I Ç P H L E
V I L X Â T Û L Â F Î N D C O A R I E R
T L D Â E R M Ï A I Ç S K O P F E M S A
Ù J A C T A O Â F N T Ù S N P V N E S M
S Y S M Ô G N T F N V Ë Z S O Ï S N O Â
O Î P S K U O I A O T X R E R T I T G N
U Ï I T D A T P S V Ù Ë È R T N O O O B
Q Ü R A G R O Ê C A T Ç È V U F N Ü Ë Ü
I K A G F D N T I T Ü F E A N K E T Ù E
H È R I V O O Û N I Ù G Ü R I Î Ù Ê L Û
W É E O B Ï Y À A V È N B E T E T Ë A A
I Z Î N V Ê Ç M R O I Z Ù Ù À S F I D A
É B È E G X P È E Ç P S B O C C I A R E
```

Antonio Milanese - Esercizi per l'afasia 3: Parlare di sé

4 – La musica

> Quale tra queste immagini rappresenta per te il concetto di **musica**? Perché?

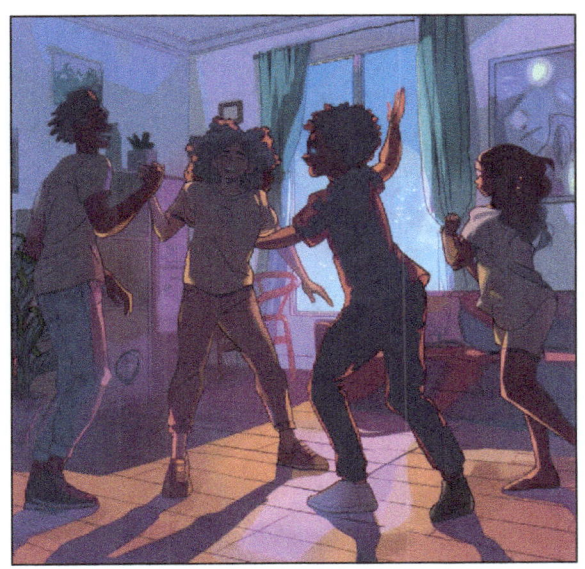
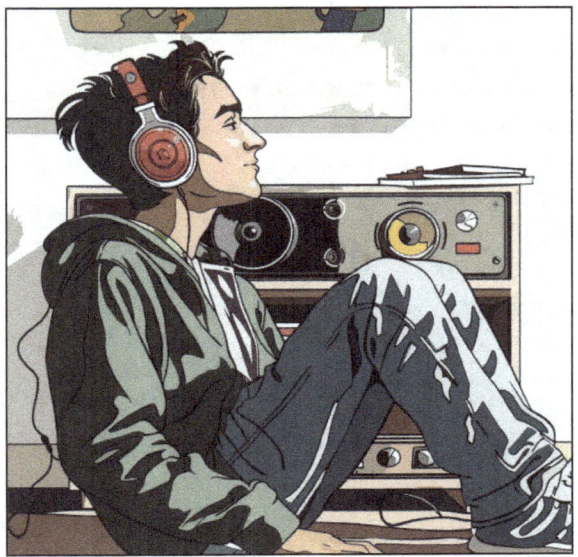
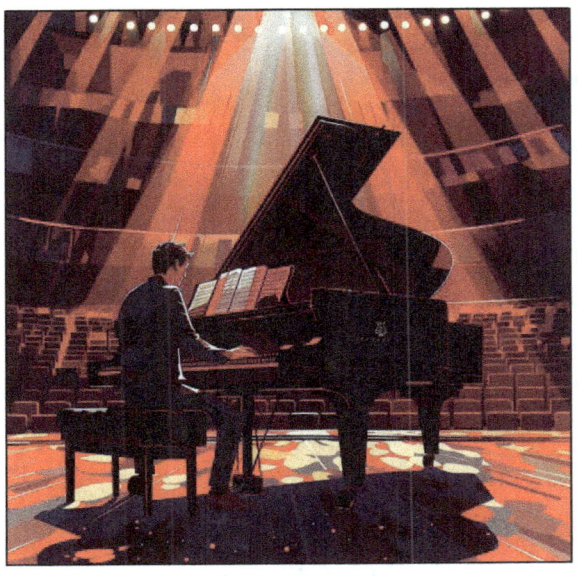
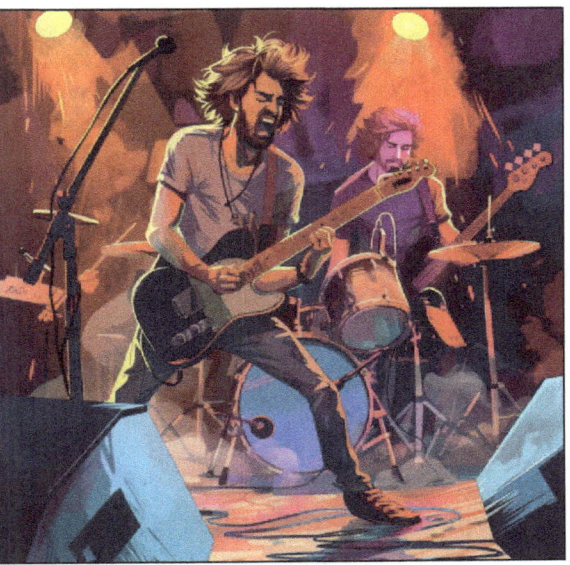

4 – La musica

Leggi il seguente brano e inserisci le parole negli spazi giusti

Il piacere di ascoltare la musica

ricordi • aggiungendo • dimenticate

Il primo aspetto magico della musica è la sua capacità di evocare _____ e sentimenti. Una melodia può trasportarci istantaneamente in un altro tempo e luogo, risvegliando ricordi sepolti e emozioni _____. È come un ponte che collega il presente con i momenti passati, permettendoci di rivivere gioie e dolori con una freschezza sorprendente. Inoltre, la musica può essere uno sfondo sonoro della nostra vita quotidiana, _____ una colonna sonora personale a momenti altrimenti ordinari.

guarigione • battiti • influenzare

Il secondo piacere nell'ascolto della musica è la sua capacità di _____ il nostro stato d'animo. Le varie tonalità e ritmi hanno il potere di calmare, eccitare, ispirare o addirittura guarire. Le frequenze e i ritmi possono allinearsi con i nostri _____ cardiaci, influenzando il nostro respiro e il nostro stato di rilassamento o attivazione. Questo aspetto terapeutico della musica è sfruttato in diverse pratiche di meditazione e terapie di _____. L'ascolto attento di una sinfonia può sollevare lo spirito, mentre un brano jazz vivace può infondere energia e vitalità.

concerti • parole • condividere

Infine, la musica è un linguaggio universale che supera le barriere culturali e linguistiche. Può unire persone di diverse nazionalità ed esperienze in una comprensione ed apprezzamento comune. Questo aspetto sociale della musica è evidente nei _____ e nei festival, dove persone di tutte le età e culture si radunano per _____ l'esperienza collettiva dell'ascolto. La musica diventa un mezzo per la connessione umana, un modo per esprimere e condividere emozioni che vanno oltre le _____. In definitiva, ascoltare la musica è un piacere che arricchisce la vita, nutrendo l'anima e costruendo ponti tra le persone.

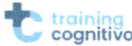

Antonio Milanese - Esercizi per l'afasia 3: Parlare di sé

4 – La musica

Rispondi alle domande

Qual è il tuo genere musicale preferito? Perché?

Hai un ricordo particolare legato a una canzone?

4 – La musica

Unisci parole e definizioni

terapeutico	mettere in funzione o azione
barriera	relativo alla cura di una malattia
festival	conclusivo, finale o decisivo
rilassare	un evento musicale celebrativo
apprezzare	riconoscere il valore o la qualità di qualcosa
definitivo	un ostacolo che impedisce il movimento o l'accesso
attivare	ridurre la tensione o lo stress

4 – La musica

Prova a scrivere le parole precedenti inserendo le lettere al posto giusto!

1. Ridurre la tensione o lo stress

   I R A S R E A S L

2. Mettere in funzione o azione

   R E T T V A A I

3. Relativo alla cura di una malattia

   P E C T I R A U O E T

4. Un ostacolo che impedisce il movimento o l'accesso

   R A R A I B E R

5. Un evento musicale celebrativo

   A L S E I F V T

6. Riconoscere il valore o la qualità di qualcosa

   E Z E A R P A R Z P

7. Conclusivo, finale o decisivo

   N T O I I F D V I E

4 – La musica

Inserisci le parole all'interno delle frasi

terapeutico • barriera • festival • rilassare • apprezzare • definitivo • attivare

1. Il calciatore ha calciato una punizione che ha scavalcato la _____.

2. Dopo tanti mesi di lavoro mi vorrei _____ un po' al mare.

3. Questo pulsante consente di _____ il meccanismo.

4. Un vero capo è in grado di _____ gli sforzi di tutti, a prescindere dal risultato.

5. Non ho seguito l'ultima edizione del _____ di Sanremo.

6. La giunta comunale ha attivato il progetto _____.

7. Il medico ha deciso di modificare il piano _____.

4 – La musica

5 parole che mi vengono in mente se penso alla musica

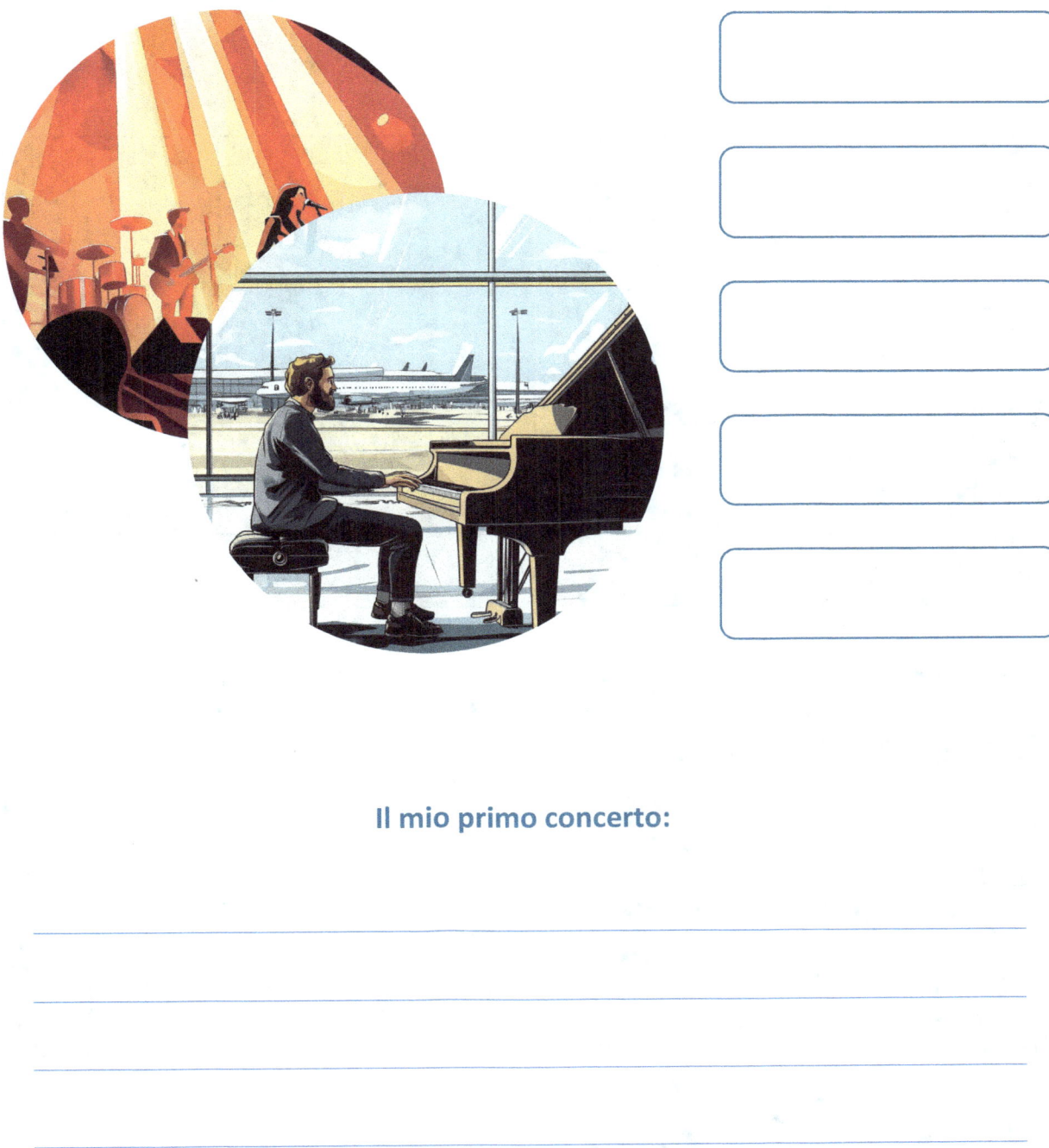

Il mio primo concerto:

_____

_____

_____

5 – L'arredamento

> Quale tra queste immagini rappresenta per te il concetto di **arredamento**? Perché?

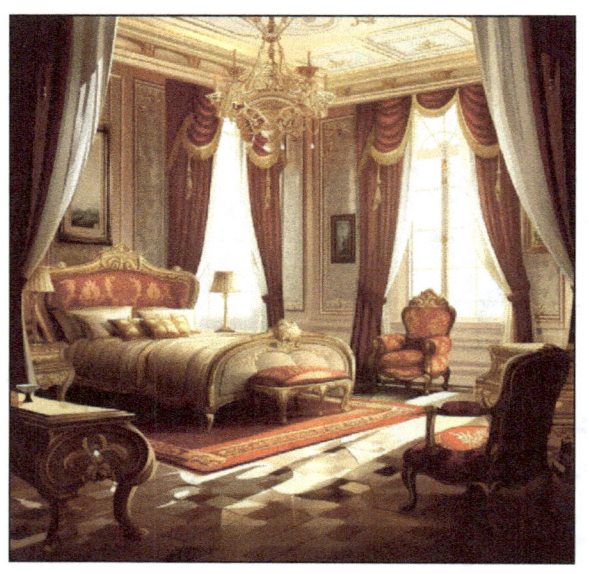
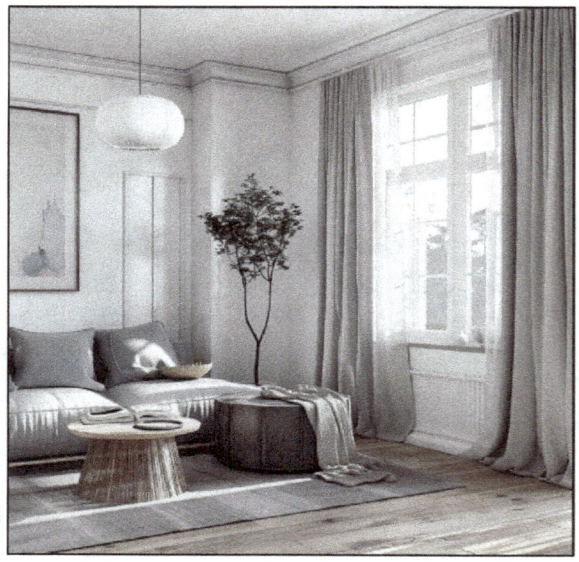
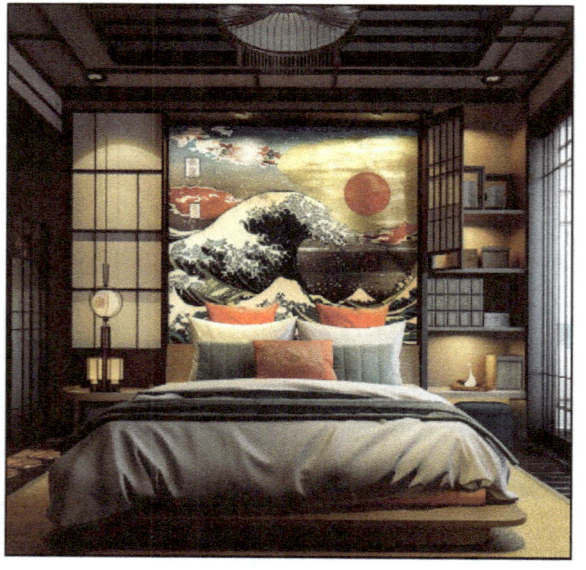
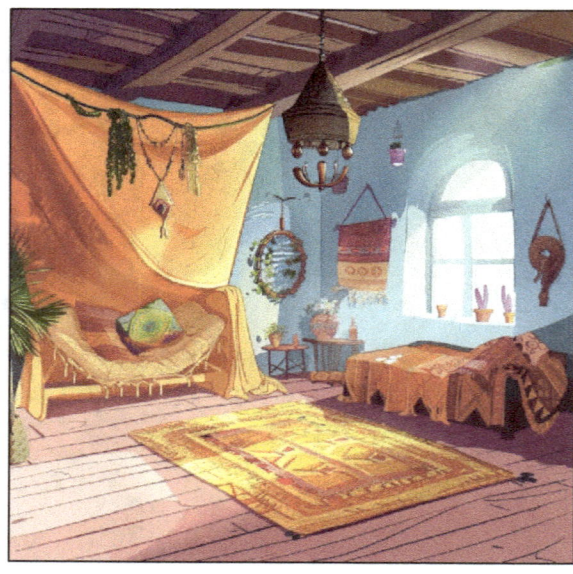

5 – L'arredamento

Leggi il seguente brano e inserisci le parole negli spazi giusti

Arredare la casa

spazio • esigenze • naturale

L'arte dell'arredamento è un campo creativo e dinamico che combina estetica, funzionalità e comfort per creare ambienti che riflettono la personalità e le _____ dei loro abitanti. Il primo passo nell'arte dell'arredamento è la comprensione dello _____ e della sua destinazione d'uso. I professionisti iniziano valutando la struttura e le dimensioni della stanza, insieme alla luce _____ disponibile..

carattere • tessuti • comodo

Il secondo aspetto fondamentale dell'arredamento è la scelta dei mobili e degli accessori. I progettisti utilizzano mobili non solo per la loro funzionalità, ma anche per aggiungere _____ e calore a uno spazio. Ad esempio, un divano _____ e accogliente può diventare il fulcro di un soggiorno, mentre un tavolo da pranzo elegante può definire l'intero ambiente di una sala da pranzo. È importante anche l'uso dei _____ che aggiungono colore, contribuendo a creare un ambiente accogliente e personale.

posizionare • lampadari • luce

Infine, l'illuminazione gioca un ruolo cruciale nell'arte dell'arredamento. La _____ può trasformare completamente l'atmosfera di una stanza, migliorando colori e creando l'ambiente giusto per ogni momento della giornata. Un buon design dell'illuminazione combina diverse fonti di luce, come _____, lampade da tavolo e luci di accento, per creare un equilibrio tra luce funzionale e decorativa. L'arte dell'arredamento, quindi, non si limita a _____ mobili in una stanza, ma è un processo creativo che integra vari elementi per creare un ambiente che rifletta lo stile e il gusto personale.

5 – L'arredamento

Rispondi alle domande

Cosa ne pensi dell'arredamento? Impieghi o hai impiegato molto tempo ad arredare la tua abitazione?

Hai un mobile al quale sei legata/legato particolarmente?

5 – L'arredamento

Unisci parole e definizioni

considerare	l'ordine o il modo in cui le cose sono sistemate
massimizzare	insieme di mobili e oggetti utilizzati per decorare uno spazio
mantenere	conservare in uno stato o una condizione
esigenza	rendere qualcosa il più grande o il più efficace possibile
arredamento	necessità o bisogno che richiede di essere soddisfatto
disposizione	riflettere su qualcosa o qualcuno
destinazione	il luogo o l'obiettivo finale verso cui si è diretti

5 – L'arredamento

Prova a scrivere le parole precedenti inserendo le lettere al posto giusto!

1. Insieme di mobili e oggetti utilizzati per decorare uno spazio

R N E E A T O A D R M

2. Necessità o bisogno che richiede di essere soddisfatto

I A G S E E N Z

3. Riflettere su qualcosa o qualcuno

N A S R C R E D I O E

4. Il luogo o l'obiettivo finale verso cui si è diretti

E N O I D S E T N I A Z

5. L'ordine o il modo in cui le cose sono sistemate

E N O O D S I P S I I Z

6. Rendere qualcosa il più grande o il più efficace possibile

E R A I M S A S M Z I Z

7. Conservare in uno stato o una condizione

N A M E N E R E T

5 – L'arredamento

Inserisci le parole all'interno delle frasi

destinazione • massimizzare • arredamento • mantenere • disposizione • considerare • esigenza

1. Prima di accettare la nuova offerta, cerca di _____ i vantaggi e gli svantaggi.

2. La _____ dei mobili in ufficio è stata cambiata per creare più spazio.

3. Il nuovo _____ del soggiorno ha reso l'ambiente più accogliente.

4. La loro _____ per le vacanze estive era un'isola tropicale.

5. È importante _____ le buone abitudini per restare in salute.

6. La sua principale _____ era trovare un lavoro più vicino a casa per ridurre i tempi di spostamento.

7. Il suo obiettivo era quello di _____ i profitti riducendo i costi operativi.

5 – L'arredamento

5 parole che mi vengono in mente se penso all'arredamento:

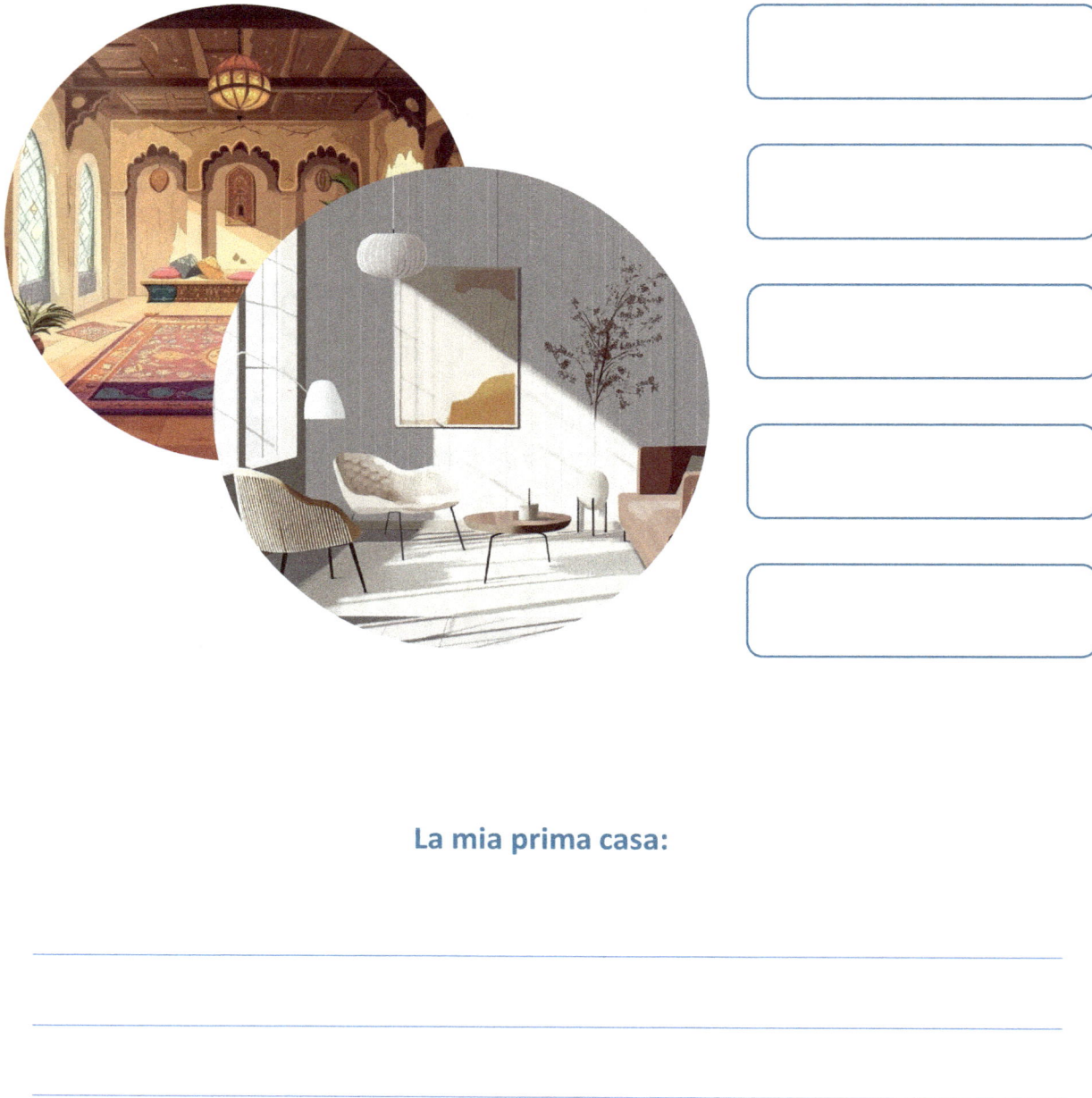

La mia prima casa:

_____
_____
_____
_____

6 – L'amicizia

Quale tra queste immagini rappresenta per te il concetto di **amicizia**? Perché?

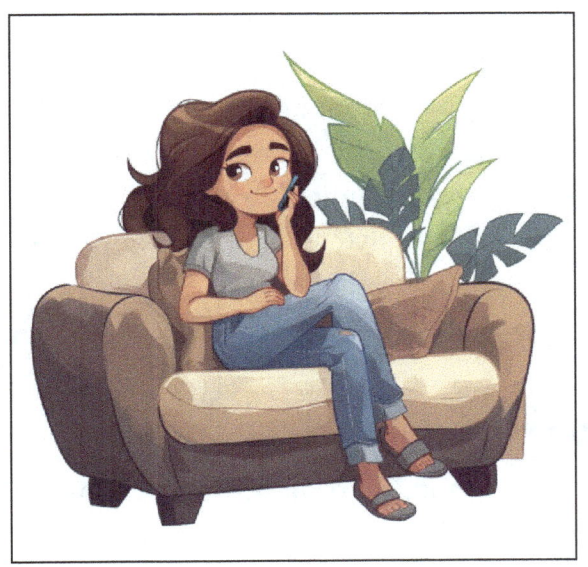
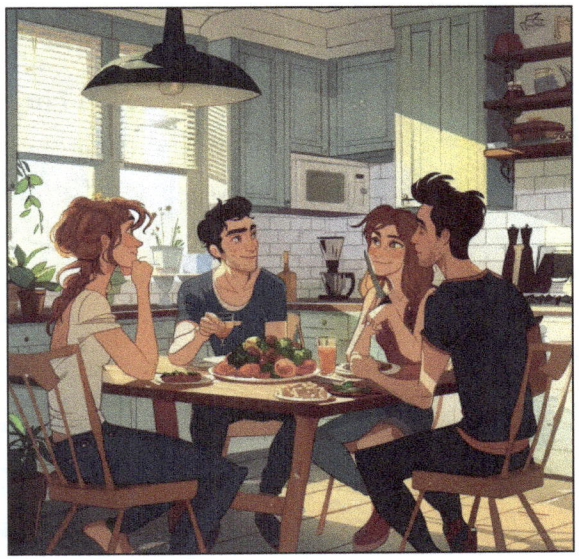
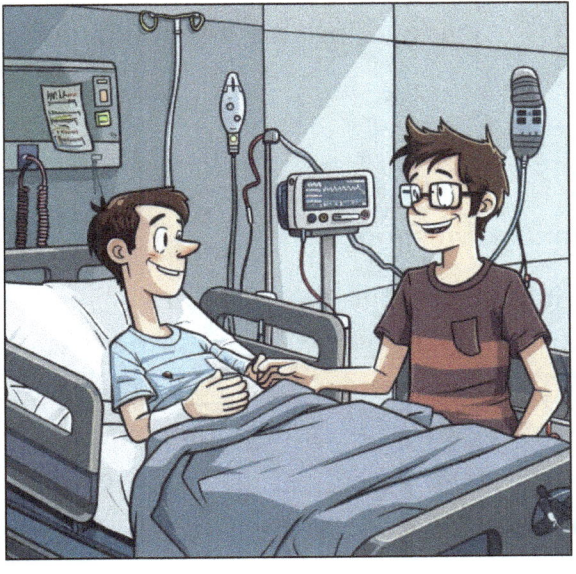
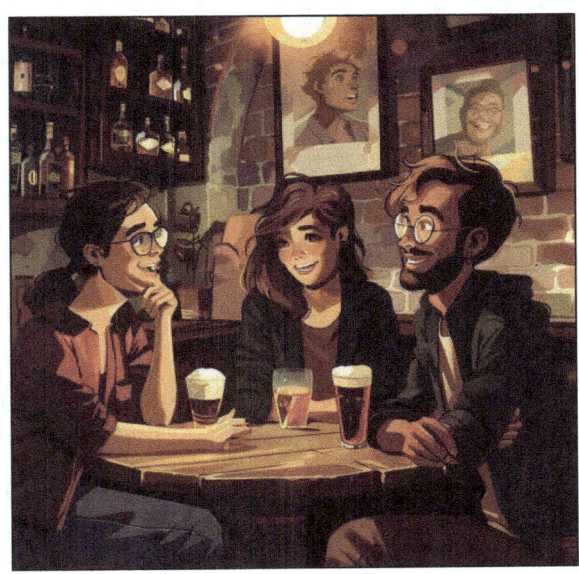

6 – L'amicizia

Leggi il seguente brano e inserisci le parole negli spazi giusti

L'importanza dell'amicizia

giudizi • rifugio • condividono

L'amicizia è uno dei legami più preziosi che possiamo instaurare nella nostra vita. È un sentimento profondo e sincero che va al di là delle convenzioni sociali o delle circostanze. Gli amici sono coloro che _____ con noi gioie e dolori, che ci sostengono nei momenti difficili e con i quali possiamo condividere i nostri segreti più intimi. In un mondo spesso frenetico e individualista, l'amicizia rappresenta un _____ sicuro in cui possiamo essere noi stessi senza paura di _____ o pregiudizi.

esperienze • difetti • vergogna

I veri amici sono quelli che ci conoscono a fondo, che accettano i nostri _____ e difendono le nostre virtù. Sono le persone con cui possiamo ridere fino alle lacrime e piangere senza _____. L'amicizia è un rapporto basato sulla fiducia reciproca, sulla lealtà e sulla condivisione. È un legame che cresce con il tempo, attraverso le _____ vissute insieme e la solidarietà dimostrata nei momenti di bisogno.

debolezza • consolazione • impegno

L'amicizia arricchisce la nostra vita in modi inimmaginabili. Ci dona un senso di appartenenza, ci dà forza nei momenti di _____ e ci arricchisce spiritualmente. Coltivare e preservare le amicizie richiede _____, ma il valore di queste relazioni è impagabile. In un mondo che cambia rapidamente, l'amicizia rimane un faro costante, una fonte di gioia e _____ che ci accompagna lungo il percorso della vita.

6 – L'amicizia

Rispondi alle domande

Quale valore dai all'amicizia nella tua vita? Pensi che l'amicizia disinteressata esista?

Chi è il tuo miglior amico o la tua migliore amica? Come è nata la vostra amicizia?

6 – L'amicizia

Unisci parole e definizioni

pregiudizio	mentalità legata al singolo e non al collettivo
reciproco	stabilire una relazione
individualista	un accordo, una regola sociale
instaurare	molto agitato, ad alta energia
solidarietà	opinione preconcetta o giudizio negativo
frenetico	sentimento di unità, supporto e condivisione
convenzione	quando un sentimento è corrisposto da due parti

6 – L'amicizia

Prova a scrivere le parole precedenti inserendo le lettere al posto giusto!

1. Stabilire una relazione

E U A R N I A R S T
☐ ☐ ☐ ☐ ☐ ☐ ☐ ☐ ☐ ☐

2. Un accordo, una regola sociale

Z I C N E O N V N E O
☐ ☐ ☐ ☐ ☐ ☐ ☐ ☐ ☐ ☐ ☐

3. Molto agitato, ad alta energia

O T F N I R E E C
☐ ☐ ☐ ☐ ☐ ☐ ☐ ☐ ☐

4. Opinione preconcetta o giudizio negativo

D I P E I R U G I O Z
☐ ☐ ☐ ☐ ☐ ☐ ☐ ☐ ☐ ☐ ☐

5. Mentalità legata al singolo e non al collettivo

A T U I S I D N V A I D I L
☐ ☐ ☐ ☐ ☐ ☐ ☐ ☐ ☐ ☐ ☐ ☐ ☐ ☐

6. Quando un sentimento è corrisposto da due parti

O R R I O E P C C
☐ ☐ ☐ ☐ ☐ ☐ ☐ ☐ ☐

7. Sentimento di unità, supporto e condivisione

R I S L D O A I À E T
☐ ☐ ☐ ☐ ☐ ☐ ☐ ☐ ☐ ☐ ☐

Antonio Milanese - Esercizi per l'afasia 3: Parlare di sé

6 – L'amicizia

Inserisci le parole all'interno delle frasi

pregiudizio • reciproco • individualista • instaurare • solidarietà • frenetico • convenzione

1. Il suo atteggiamento _____ lo rende antipatico a tutti.

2. La comunità ha mostrato grandissima _____ nei confronti del povero ragazzo.

3. Questo ritmo di vita _____ non mi permette di dedicarmi ai miei passatempi.

4. Solo quando ha dichiarato il suo amore alla ragazza ha scoperto che il sentimento era _____.

5. Non mi sento ancora pronto per _____ una relazione.

6. Abbiamo stipulato una _____ col negozio di gelati di fronte.

7. Aveva un _____ nei confronti di quel ragazzo, ma alla fine si è dovuto ricredere.

6 – L'amicizia

5 parole che mi vengono in mente se penso all'amicizia:

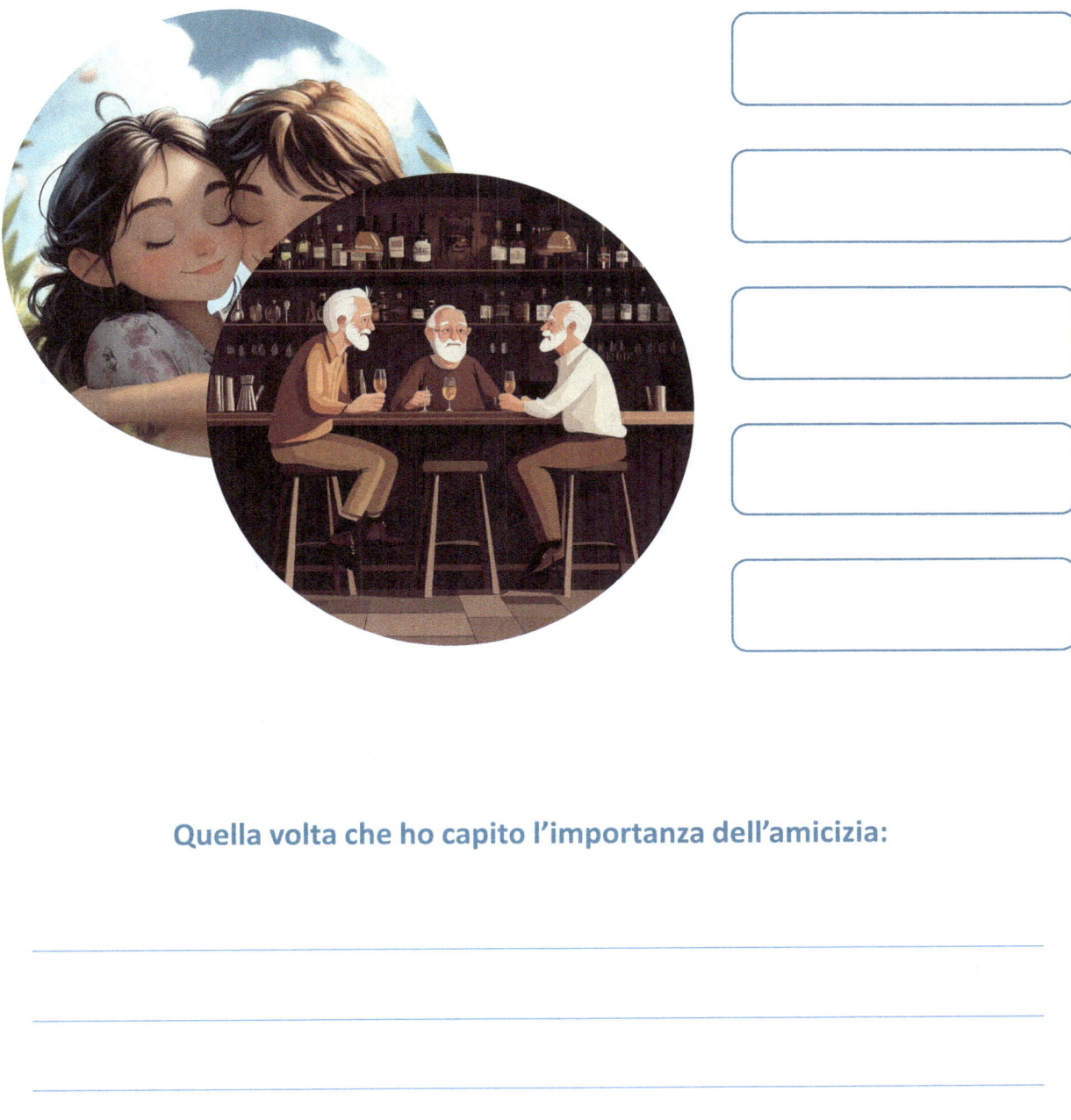

Quella volta che ho capito l'importanza dell'amicizia:

Riepilogo 4-6

Trova tutte le parole delle attività 4-6 Soluzioni a pagina 172

TERAPEUTICO	BARRIERA	FESTIVAL	RILASSARE	APPREZZARE	DEFINITIVO
ATTIVARE	CONSIDERARE	MASSIMIZZARE	MANTENERE	ESIGENZA	ARREDAMENTO
DISPOSIZIONE	DESTINAZIONE	PREGIUDIZIO	RECIPROCO	INSTAURARE	INDIVIDUALISTA
SOLIDARIETÀ	FRENETICO	CONVENZIONE			

```
I È P P R E G I U D I Z I O Z N F Ï S É
N D I S P O S I Z I O N E D É E C Z X J
D E C Ù Ï J Ö B C O N V E N Z I O N E O
I C Q Ê À T I E B Ê M Ü F Y I D D S M V
V U X I N S T A U R A R E N M E E R Â O
I A U T E R A P E U T I C O K F S X M F
D T R J S D R E C I P R O C O I T A A E
U T Y Ù O Ë M Ù K È È T Ô M P N I R S S
A I È Ù L B A Ï Ô Â Y É E Ô W I N R S I
L V Ê Ù I Ë N M O Ë J È L V S T A E I G
I A Î R D Q T Î A T F H O B R I Z D M E
S R Q I A L E O D E Â Û K P É V I A I N
T E Y L R Y N F R U N Y O É E O O M Z Z
A Q L A I P E D E Â H Y Ç Q D A N E Z A
R F V S E È R Y Ï M W Ï È Ù B L E N A G
Z Z P S T R E F E S T I V A L X I T R S
U Â Î A À C O N S I D E R A R E Ô O E A
U E Y R Ù É U O Y Ü F H B A R R I E R A
T B H E Y L F R E N E T I C O A J J V D
Y Â V A Y Ë M Û A P P R E Z Z A R E R N
```

Antonio Milanese - Esercizi per l'afasia 3: Parlare di sé

7 – L'emancipazione

Leggi il seguente brano e inserisci le parole negli spazi giusti

L'emancipazione femminile

ambizioni • cruciale • opportunità

L'emancipazione femminile è un processo _____ nell'evoluzione della società moderna. Nel corso dei secoli, le donne hanno lottato per ottenere diritti e _____ paritari rispetto agli uomini. Questa lotta ha portato a importanti conquiste nel campo dei diritti civili, dell'istruzione e dell'occupazione. Le donne oggi hanno la possibilità di perseguire le loro _____ e realizzare i propri sogni senza essere limitate da stereotipi di genere.

potere • titolo • decisioni

Uno degli aspetti fondamentali dell'emancipazione femminile è stato il diritto al voto. Le donne hanno combattuto duramente per ottenere questo diritto in molti paesi, dimostrando che sono cittadine a pieno _____ e che le loro voci devono essere ascoltate nelle _____ politiche. Questo progresso ha aperto la strada per l'elezione di donne in posizioni di _____ e responsabilità a livello globale, dimostrando che le donne sono altrettanto capaci degli uomini nel guidare nazioni e comunità.

migliore • progresso • lottare

L'emancipazione femminile, tuttavia, è un percorso in evoluzione. Le sfide e le disuguaglianze di genere persistono in molte società, ma il movimento continua a crescere e a _____ per un mondo in cui le donne possano godere pienamente dei loro diritti e libertà. La lotta per l'emancipazione femminile è una questione di giustizia, uguaglianza e _____ sociale, e rappresenta uno sforzo collettivo per costruire un futuro _____ per tutti.

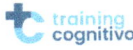

Antonio Milanese - Esercizi per l'afasia 3: Parlare di sé

7 – L'emancipazione

Rispondi alle domande

Cosa ne pensi del processo di emancipazione femminile?

Pensi che ancora oggi ci siano delle disparità tra uomini e donne?

7 – L'emancipazione

Unisci parole e definizioni

cruciale	che coinvolge o riguarda il mondo intero
evoluzione	la liberazione o la concessione di diritti e libertà
stereotipo	estremamente importante o decisivo
emancipazione	l'obbligo o il dovere di agire in modo appropriato
responsabilità	il processo graduale di cambiamento e sviluppo
disuguaglianze	una generalizzazione o un'idea preconcetta
globale	differenze sistematiche nelle condizioni di vita

7 – L'emancipazione

Prova a scrivere le parole precedenti inserendo le lettere al posto giusto!

1. Estremamente importante o decisivo

   R C I C U A E L

2. Il processo graduale di cambiamento e sviluppo

   E L U V O I E Z O N

3. Una generalizzazione o un'idea preconcetta

   O R E T I T S O E P

4. La liberazione o la concessione di diritti e libertà

   Z N A A P E I E M N I C O

5. L'obbligo o il dovere di agire in modo appropriato

   À T P A I E R S O I L N S B

6. Differenze sistematiche nelle condizioni di vita

   E Z U G I I D A G N A U S L

7. Che coinvolge o riguarda il mondo intero

   O L G E L B A

Antonio Milanese – Esercizi per l'afasia 3: Parlare di sé

7 – L'emancipazione

Inserisci le parole all'interno delle frasi

cruciale • evoluzione • stereotipo • emancipazione • responsabilità • disuguaglianze • globale

1. Scegliere un buon prezzo è _____ per riuscire a vendere un prodotto.

2. Ormai sei grande, devi prenderti le tue _____.

3. La lotta contro le _____ è un obiettivo importante per molti attivisti.

4. Il riscaldamento _____ è un problema che riguarda tutti.

5. L'_____ delle donne ha portato a progressi significativi nell'uguaglianza di genere.

6. Che gli italiani siano mammoni è uno _____ duro a morire.

7. La situazione è in _____ e va monitorata.

7 – L'emancipazione

5 parole che mi vengono in mente se penso all'emancipazione femminile:

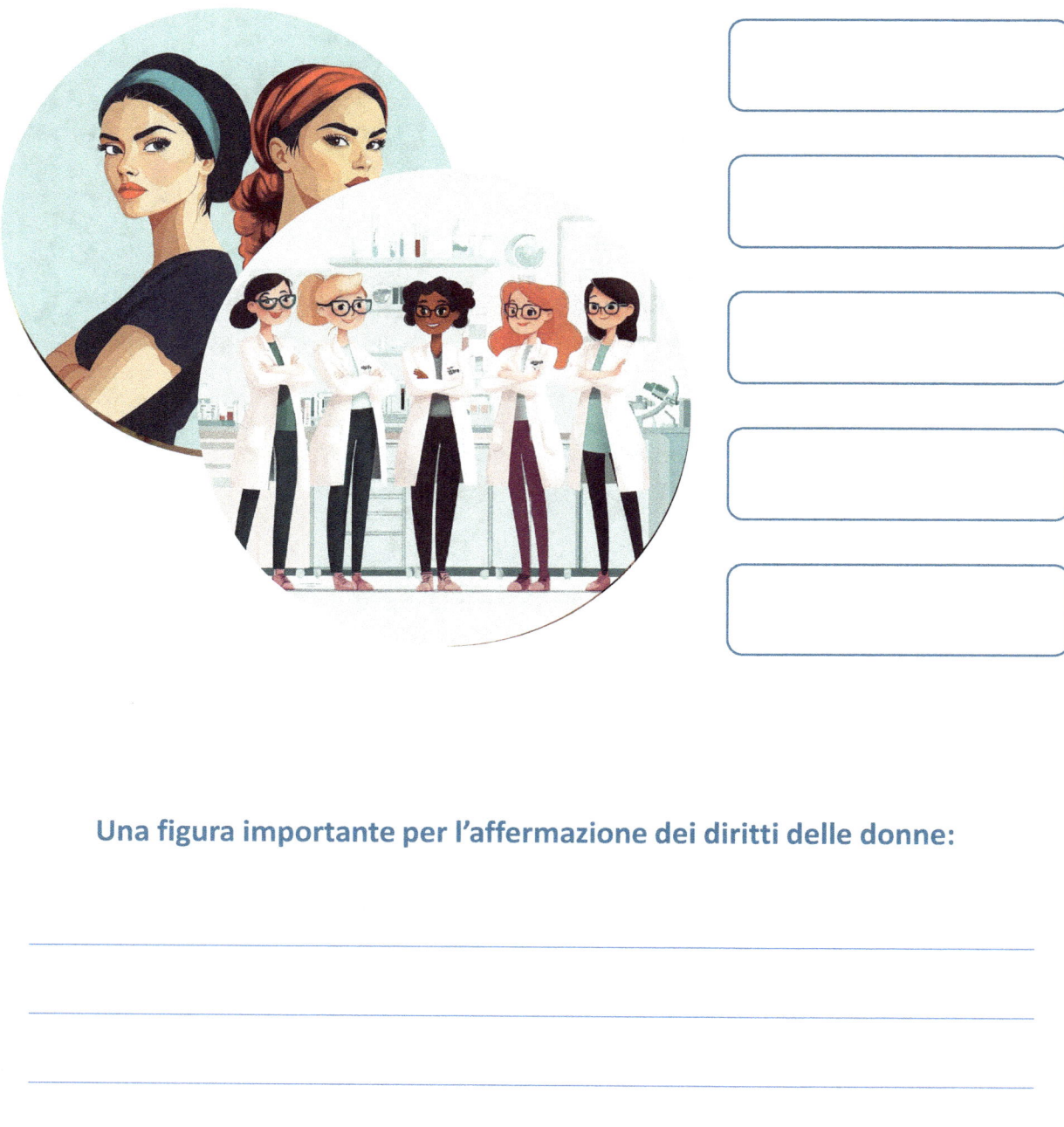

Una figura importante per l'affermazione dei diritti delle donne:

___
___
___
___

8 – Le spezie

Leggi il seguente brano e inserisci le parole negli spazi giusti

Cucinare con le spezie

medicina • pepe • Oriente

Le spezie sono state a lungo un tesoro prezioso nelle cucine di tutto il mondo. La loro storia inizia migliaia di anni fa, con il loro ruolo iniziale non solo nella cucina, ma anche nella _____, nella religione e nel commercio. Le rotte delle spezie, per esempio, hanno collegato civiltà diverse tra Asia, Medio _____, Nord Africa ed Europa, influenzando profondamente la cultura e la storia di questi luoghi. Spezie come _____, cannella, noce moscata e chiodi di garofano erano particolarmente preziose e ricercate, spesso più del loro peso in oro.

sapori • piatto • ingrediente

Dal punto di vista culinario, le spezie apportano un contributo inestimabile. Forniscono non solo sapore e aroma, ma anche colore e consistenza ai piatti. Le spezie possono trasformare completamente un _____ semplice in un'opera d'arte culinaria, sottolineando e migliorando i _____ naturali degli alimenti. In molte culture, le spezie non sono solo un _____, ma una vera e propria espressione dell'identità e delle tradizioni locali.

salute • curcuma • malattie

Oltre ai loro usi culinari, le spezie hanno anche molteplici benefici per la salute. Sono state utilizzate per millenni nella medicina tradizionale per le loro proprietà antinfiammatorie, antibatteriche e antiossidanti. Alcune spezie, come la _____ e lo zenzero, sono note per i loro effetti benefici sulla digestione e sull'immunità. Inoltre, la ricerca moderna sta iniziando a svelare il potenziale delle spezie nella prevenzione e nel trattamento di varie _____. Quindi, oltre ad arricchire i nostri piatti, le spezie possono anche avere un impatto positivo sulla nostra _____.

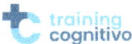

Antonio Milanese - Esercizi per l'afasia 3: Parlare di sé

8 – Le spezie

Rispondi alle domande

Utilizzi molte spezie in cucina? Quali sono quelle che apprezzi di più e in quali piatti?

Alcune persone amano il sapore piccante, mentre altre lo evitano del tutto. Che rapporto hai con i cibi piccanti?

8 – Le spezie

Unisci parole e definizioni

contribuire	pratica o credenza tramandata da una generazione all'altra
ingrediente	migliorare la qualità o il valore di qualcosa
commercio	sostanza usata nella preparazione di un cibo
prezioso	scambio di beni o servizi
arricchire	di grande valore o importanza
influenzare	partecipare a qualcosa, anche economicamente
tradizione	esercitare un effetto su qualcosa o qualcuno

8 – Le spezie

Prova a scrivere le parole precedenti inserendo le lettere al posto giusto!

1. Di grande valore o importanza

P O S I Z O R E
☐ ☐ ☐ ☐ ☐ ☐ ☐ ☐

2. Scambio di beni o servizi

O R E C M C I O M
☐ ☐ ☐ ☐ ☐ ☐ ☐ ☐ ☐

3. Esercitare un effetto su qualcosa o qualcuno

E E F R Z A N N U I L
☐ ☐ ☐ ☐ ☐ ☐ ☐ ☐ ☐ ☐ ☐

4. Partecipare a qualcosa, anche economicamente

E I N R U I O B R C T
☐ ☐ ☐ ☐ ☐ ☐ ☐ ☐ ☐ ☐ ☐

5. Sostanza usata nella preparazione di un cibo

E D G T E N N I E I R
☐ ☐ ☐ ☐ ☐ ☐ ☐ ☐ ☐ ☐ ☐

6. Pratica o credenza tramandata da una generazione all'altra

E N R A I D T Z O I
☐ ☐ ☐ ☐ ☐ ☐ ☐ ☐ ☐ ☐

7. Migliorare la qualità o il valore di qualcosa

E R R R C I A C I H
☐ ☐ ☐ ☐ ☐ ☐ ☐ ☐ ☐ ☐

Antonio Milanese - Esercizi per l'afasia 3: Parlare di sé

8 – Le spezie

Inserisci le parole all'interno delle frasi

contribuire • ingrediente • commercio • prezioso • arricchire • influenzare • tradizione

1. Le decisioni politiche possono _____ profondamente il futuro delle nuove generazioni.

2. Ogni anno, la nostra famiglia mantiene viva la _____ di riunirsi per Natale.

3. L'_____ segreto della ricetta è una noce di burro.

4. Ognuno può _____ al successo di tutti con le proprie conoscenze e abilità.

5. Viaggiare per il mondo può _____ la tua vita con esperienze uniche e indimenticabili.

6. Il tempo trascorso con i propri cari è un bene _____ che va apprezzato e custodito.

7. Il _____ internazionale ha favorito lo scambio culturale e la crescita economica di molte nazioni.

9 – I mercatini di Natale

Leggi il seguente brano e inserisci le parole negli spazi giusti

In giro per i mercatini di Natale

prodotti • luminose • centrale

I mercatini di Natale sono una delle tradizioni più affascinanti e calorose del periodo invernale. Originari dell'Europa _____, questi mercatini hanno trovato la loro strada in molte città e paesi del mondo, portando con sé un'atmosfera magica e festosa. Caratterizzati da piccole casette di legno e decorazioni _____, i mercatini offrono una varietà di _____ artigianali, dolci natalizi, spezie e bevande calde come il vin brulè, creando un ambiente accogliente e gioioso.

fondamentale • ceramica • talento

All'interno dei mercatini, l'artigianato locale gioca un ruolo _____. Gli artigiani espongono le loro creazioni, che vanno da intricate decorazioni natalizie in legno, _____ o vetro a tessuti fatti a mano, gioielli e oggetti d'arte. Questi articoli non sono solo perfetti per la decorazione domestica durante le festività, ma rappresentano anche idee regalo uniche e personali. I visitatori possono ammirare il _____ e la creatività degli artigiani, spesso avendo anche l'opportunità di vedere alcuni di loro al lavoro sul posto.

mercatini • bevande • calde

Un'altra caratteristica distintiva dei mercatini di Natale è il cibo e le _____ tradizionali che offrono. I profumi di cannella, zenzero, mela cotta e altre spezie natalizie si diffondono nell'aria, invitando i visitatori a gustare i vari cibi e le bevande _____ speziate. Per molti, il cibo e le bevande sono il cuore dell'esperienza dei _____ di Natale, offrendo un caldo rifugio dal freddo e un momento di condivisione e gioia con famiglia e amici, immersi nello spirito festivo.

9 – I mercatini di Natale

Rispondi alle domande

Ami passeggiare per i mercatini di Natale? Ne ricordi uno in particolare?

Alcune persone preferiscono i regali artigianali; altri li trovano troppo imperfetti. Ti piacerebbe ricevere un regalo artigianale?

9 – I mercatini di Natale

Unisci parole e definizioni

artigianale	esibire, mettere in mostra
decorare	affascinare, ammaliare
atmosfera	fatto a mano o con metodi tradizionali
esporre	materiale per piatti e vasi
incantare	abbellire o ornare un oggetto
ceramica	abilità naturale nel fare qualcosa
talento	l'ambiente di un luogo o di una situazione

9 – I mercatini di Natale

Prova a scrivere le parole precedenti inserendo le lettere al posto giusto!

1. Affascinare, ammaliare

N A T I E A C N R
☐ ☐ ☐ ☐ ☐ ☐ ☐ ☐ ☐

2. L'ambiente di un luogo o di una situazione

S T R O A E M A F
☐ ☐ ☐ ☐ ☐ ☐ ☐ ☐ ☐

3. Materiale per piatti e vasi

A I C R M C A E
☐ ☐ ☐ ☐ ☐ ☐ ☐ ☐

4. Abilità naturale nel fare qualcosa

A L T O E N T
☐ ☐ ☐ ☐ ☐ ☐ ☐

5. Esibire, mettere in mostra

E R P S O E R
☐ ☐ ☐ ☐ ☐ ☐ ☐

6. Abbellire o ornare un oggetto

O E A R D C E R
☐ ☐ ☐ ☐ ☐ ☐ ☐ ☐

7. Fatto a mano o con metodi tradizionali

L T R A A I E I G N A
☐ ☐ ☐ ☐ ☐ ☐ ☐ ☐ ☐ ☐ ☐

9 – I mercatini di Natale

Inserisci le parole all'interno delle frasi

artigianale • decorare • atmosfera • esporre • incantare • ceramica • talento

1. L'artista ha deciso di _____ al pubblico le sue opere d'arte.

2. I piatti fatti di _____ sono tanto belli quanto delicati.

3. Abbiamo deciso di _____ la sala con fiori eleganti.

4. La bellezza della cattedrale riesce sempre a _____ i visitatori.

5. Il giovane musicista ha mostrato tutto il suo _____ con il violino.

6. Un gioiello _____ ha un valore particolare perché è unico.

7. Il ristorante aveva un'_____ calda e accogliente.

Riepilogo 7-9

Trova tutte le parole delle attività 7-9

Soluzioni a pagina 173

CRUCIALE	EVOLUZIONE	STEREOTIPO	INCANTARE	CERAMICA	TALENTO
GLOBALE	CONTRIBUIRE	INGREDIENTE	COMMERCIO	PREZIOSO	ARRICCHIRE
INFLUENZARE	TRADIZIONE	ARTIGIANALE	DECORARE	ATMOSFERA	ESPORRE
EMANCIPAZIONE	RESPONSABILITÀ	DISUGUAGLIANZE			

```
Z B B M N C O M M E R C I O À R Ü Ä Ë D U
A E S P O R R E V É Q M G Ê Î E Ù F F Ë E
À H U Â I N G R E D I E N T E S E G À I M
M K P Ù Ï B R V T Ï U A S Ê M P Ë Â I H A
C O N T R I B U I R E W D Q A O Ü G N Ë N
K Û Q R K M V Ê D Ü Ç É I U R N H X C W C
Î F X W I R N R Ç A Û U S Ü R S M Ï A D I
O À W X C E R A M I C A U D I A G Ü N E P
I N F L U E N Z A R E S G Ç C B Ü K T C A
Z T E Ù S E R Z H Ô H F U C C I C N A O Z
Q A V Ï L Â Û G C Ê Ç T A C H L J Î R R I
T T O Ï J Ë F L R Z A Ö G Ö I I Ë Q E A O
R M L X M X E O U A É Y L Z R T M Z E R N
A O U Ü H È C B C Q Ü À I È E À Ô F Ù E E
D S Z Ï B Ä Ü A I K P Ü A Ê T A L E N T O
I F I Ė Ü S D L A B Z X N È V Ê G Ü V G Ë
Z E O O Q E Ê E L I K J Z Ê Ë Î Î Ô B C Â
I R N F Û Î Ï H E W F Q E L A Z B O D K É
O A E À D A Ë K P R E Z I O S O Ù D B M A
N W A R T I G I A N A L E Ù Q Ç R Q G Ü O
E Ï A Û Û X S T E R E O T I P O Ï G R Â È
```

10 – I funghi

Leggi il seguente brano e inserisci le parole negli spazi giusti

La raccolta dei funghi

raccolta • autunno • commestibili

La raccolta dei funghi è un'attività che coniuga l'amore per la natura con la passione per la gastronomia. Praticata soprattutto in _____, quando i boschi si arricchiscono di questi preziosi frutti della terra, richiede conoscenze specifiche e rispetto per l'ambiente. Gli appassionati di funghi sanno bene che non tutti i funghi sono _____ e che alcuni possono essere anche molto pericolosi. Pertanto, è fondamentale essere in grado di distinguere le varie specie. Inoltre, esistono normative specifiche che regolamentano la _____. volte a preservare la biodiversità e a evitare il sovrasfruttamento delle risorse naturali.

mentali • foglie • equilibrio

Il fascino della ricerca dei funghi sta nell'immersione totale nella natura. Camminare tra i sentieri boschivi, con l'occhio attento a scorgere i funghi nascosti tra le _____ o sotto i tronchi, è un'esperienza che appassiona grandi e piccini. Questa attività permette di sviluppare un rapporto più profondo con l'ambiente circostante, imparando a osservare i minimi dettagli e a rispettare il delicato _____ degli ecosistemi. Inoltre, camminare nei boschi offre benefici sia fisici che _____, contribuendo a ridurre lo stress e a migliorare l'umore.

gratificazione • salute • risotti

Una volta raccolti, i funghi offrono infinite possibilità in cucina. Dai classici _____ ai funghi porcini alle zuppe cremose, i funghi aggiungono sapore e profondità a molti piatti. È importante, però, sapere come pulirli e prepararli correttamente, per conservarne tutte le proprietà e evitare rischi per la _____ La cucina con i funghi raccolti personalmente offre un senso di _____ unico, rendendo ogni piatto non solo un'esperienza gastronomica, ma anche il racconto di una giornata trascorsa immersi nella bellezza della natura.

10 – I funghi

Rispondi alle domande

Ami andare nei boschi a cercare funghi? Con chi?

Ti piacciono i funghi in cucina? C'è una ricetta che ami in particolare?

10 – I funghi 108

Unisci parole e definizioni

sfruttamento — risposta dell'organismo a una situazione negativa

fascino — la sensazione di piacere dopo aver raggiunto un obiettivo

circostante — attrazione esercitata da una persona o un luogo

appassionato — che si trova intorno a un luogo

gastronomia — persona che ha un grande interesse per qualcosa

gratificazione — l'uso esagerato e ingiusto di risorse e persone

stress — l'arte di preparare e servire il cibo

Antonio Milanese - Esercizi per l'afasia 3: Parlare di sé

10 – I funghi

Prova a scrivere le parole precedenti inserendo le lettere al posto giusto!

1. L'arte di preparare e servire il cibo

   O A A I S R O G T M N

2. L'uso esagerato e ingiusto di risorse e persone

   N A R T U S M E T F O T

3. Persona che ha un grande interesse per qualcosa

   A I P T A A O N S P O S

4. Attrazione esercitata da una persona o un luogo

   O A S C I F N

5. Risposta dell'organismo a una situazione negativa

   R S S E S T

6. Che si trova intorno a un luogo

   S E I T R O A C C N T

7. La sensazione di piacere dopo aver raggiunto un obiettivo

   O I T F G Z R I A E N I A C

10 – I funghi

Inserisci le parole all'interno delle frasi

gastronomia • sfruttamento • appassionato • fascino • stress • circostante • gratificazione

1. È da sempre un grande _____ di astronomia.

2. La preparazione di un esame difficile può essere fonte di grande _____ per gli studenti.

3. Il vestito elegante e l'aria misteriosa contribuivano al suo _____.

4. Abbiamo fatto tappa in diversi ristoranti per scoprire la _____ locale.

5. Dopo tanto lavoro, finalmente ho ricevuto una bella _____.

6. Abbiamo protestato contro lo _____ del lavoro minorile nelle fabbriche.

7. Durante l'escursione, abbiamo esplorato il paesaggio _____.

11 – Fare beneficenza

Leggi il seguente brano e inserisci le parole negli spazi giusti

Gli eventi di beneficenza

disparità • solidarietà • promuovere

La partecipazione a iniziative di beneficenza rappresenta una delle manifestazioni più nobili dell'essere umano, un modo concreto per esprimere _____ e sostegno verso chi si trova in condizioni di difficoltà o vulnerabilità. Attraverso la beneficenza, non solo si offre un aiuto materiale a chi ne ha bisogno, ma si contribuisce anche a _____ una cultura dell'altruismo e della responsabilità sociale. La beneficenza, in questo senso, diventa un modo per ridurre le _____ e per costruire ponti di solidarietà tra persone di diversi contesti socio-economici.

stimolare • soddisfazione • sociali

Oltre all'impatto immediato sulle vite delle persone assistite, partecipare a iniziative di beneficenza ha un profondo effetto sul benessere psicologico dei donatori. Numerosi studi hanno dimostrato che l'atto di donare è associato a un aumento del senso di felicità e _____ personale. Questo perché aiutare gli altri può dare un senso di scopo e di appartenenza, contribuendo a rafforzare le relazioni _____ e a creare una comunità più coesa e solidale. Inoltre, l'impegno in attività benefiche può _____ una maggiore consapevolezza delle questioni sociali.

bambini • problemi • diventare

Infine, le iniziative di beneficenza giocano un ruolo cruciale nell'educazione delle nuove generazioni. Coinvolgere _____ e giovani in queste attività li aiuta a sviluppare empatia e a comprendere l'importanza dell'aiuto reciproco, preparandoli a _____ cittadini responsabili e attivi nella loro comunità. In un mondo sempre più interconnesso, educare all'altruismo è fondamentale per affrontare collettivamente i _____ e costruire un futuro più equo e solidale.

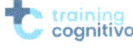

Antonio Milanese - Esercizi per l'afasia 3: Parlare di sé

11 – Fare beneficenza

Rispondi alle domande

Che rapporto hai con gli enti che raccolgono fondi per beneficenza?

Hai mai partecipato o sei mai andato a un mercatino di beneficenza? Come descriveresti la tua esperienza?

11 – Fare beneficenza

Unisci parole e definizioni

rispetto	un gruppo di individui che agiscono insieme
vulnerabilità	sentimento che deriva dal raggiungimento di un desiderio
altruismo	condizione di maggior rischio
collettivo	impiego di risorse per ottenere un beneficio futuro
investimento	il comportamento di chi si mette a disposizione degli altri
disparità	considerazione positiva verso qualcuno o qualcosa
soddisfazione	differenze significative e spesso ingiuste tra le persone

11 – Fare beneficenza

Prova a scrivere le parole precedenti inserendo le lettere al posto giusto!

1. Condizione di maggior rischio

   T I N L I E R U À L A V B

2. Il comportamento di chi si mette a disposizione degli altri

   T M R S U I L O A

3. Differenze significative e spesso ingiuste tra persone

   S T P I A R I À D

4. Sentimento che deriva dal raggiungimento di un desiderio

   N O D I Z I S O E D F S A

5. Considerazione positiva verso qualcuno o qualcosa

   T I O E S T P R

6. Un gruppo di individui che agiscono insieme

   T E L V L T I O C O

7. Impiego di risorse per ottenere un beneficio futuro

   M N O T S E I N T V E I

11 – Fare beneficenza

Inserisci le parole all'interno delle frasi

rispetto • vulnerabilità • altruismo • collettivo • investimento • disparità • soddisfazione

1. Lo scopo dell'associazione è quello di ridurre le _____ tra uomini e donne

2. Aver superato un esame così difficile è per me fonte di grande _____.

3. Del suo carattere ho sempre ammirato l'_____; è sempre a disposizione di tutti.

4. Gli ingegneri hanno individuato una _____ nel meccanismo e dovranno metterlo in sicurezza.

5. Non stringergli la mano è stata sicuramente una mancanza di _____ da parte sua.

6. Ho fatto un buon _____ e ho ottenuto un buon guadagno.

7. Lo sforzo _____ ha portato a un risultato migliore per tutti.

12 – Moda e abbigliamento

> Quale tra queste immagini rappresenta per te il concetto di **moda**? Perché?

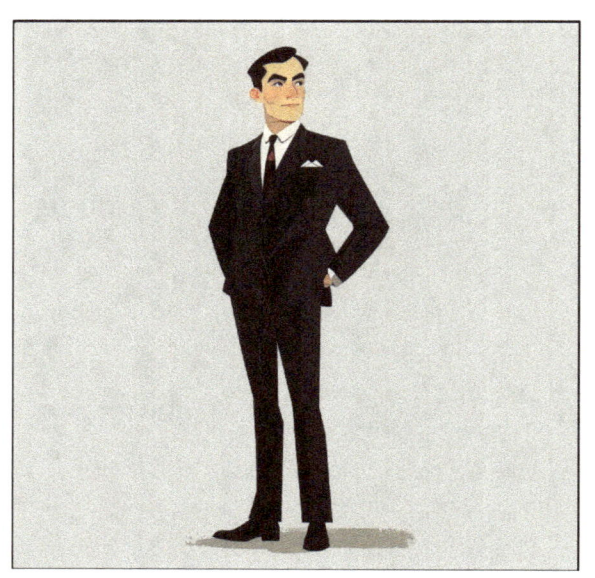
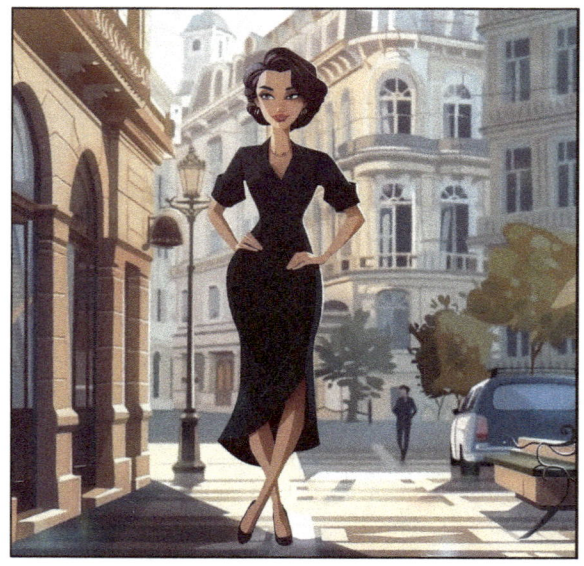
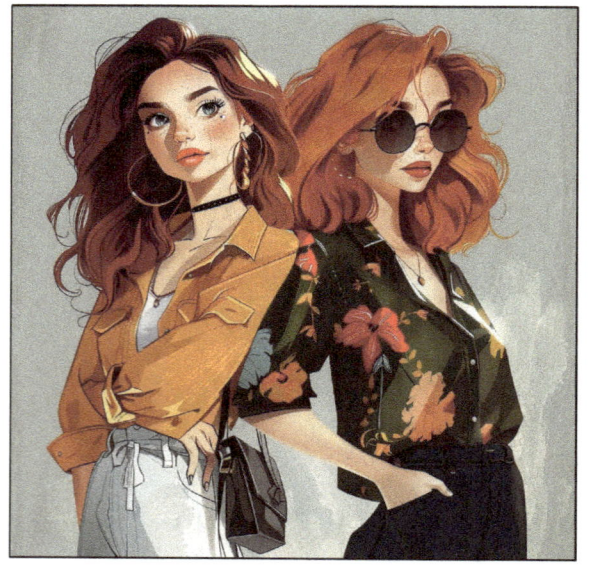
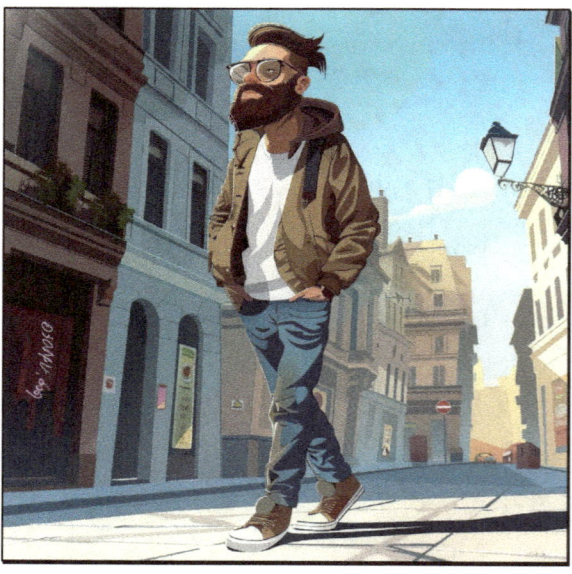

12 – Moda e abbigliamento

Leggi il seguente brano e inserisci le parole negli spazi giusti

La moda e l'abbigliamento

accessibili • individuale • convenzioni

La moda e l'abbigliamento rappresentano da sempre un formidabile mezzo di espressione _____ e culturale. Nel corso della storia, la moda è stata utilizzata per affermare lo status sociale, sfidare le _____ o celebrare l'innovazione e la creatività. Oggi, l'industria della moda abbraccia un'ampia gamma di prodotti, dalle creazioni sartoriali uniche e di lusso, alle linee più _____, fino ai movimenti di moda sostenibile che promuovono pratiche etiche e rispettose dell'ambiente.

atmosferici • tessuti • tendenze

L'abbigliamento va oltre la semplice necessità di protezione dagli agenti _____; è un linguaggio visivo che comunica immediatamente molto su chi siamo o chi vogliamo essere. Le scelte di moda possono rivelare l'appartenenza a determinati gruppi sociali e le preferenze personali. Le _____ della moda, inoltre, si evolvono in risposta ai cambiamenti culturali e tecnologici, offrendo nuove possibilità di espressione attraverso _____ innovativi, tecniche di produzione avanzate e design rivoluzionari.

dibattiti • diritti • ambientale

Nonostante l'innegabile impatto culturale, l'industria della moda è anche al centro di importanti _____ etici ed ambientali. La crescente consapevolezza riguardo le questioni di sostenibilità e i _____ dei lavoratori ha spinto consumatori e produttori a riconsiderare le pratiche tradizionali dell'industria. Marchi e designer sono sempre più orientati verso la creazione di collezioni che rispettino principi di equità sociale e sostenibilità _____.

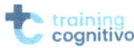

Antonio Milanese - Esercizi per l'afasia 3: Parlare di sé

12 – Moda e abbigliamento

Rispondi alle domande

«Vestire bene» è importante per te? Cosa ne pensi delle tendenze di moda?

C'è un particolare capo di vestiario al quale sei particolarmente affezionato? Perché?

12 – Moda e abbigliamento

Unisci parole e definizioni

sartoriale	relativo al confezionamento su misura degli abiti
paradigma	che non compromette le possibilità per le generazioni future
accessibile	un modello che stabilisce una norma per affrontare una situazione
sostenibile	caratterizzato da energia, sempre in movimento
appartenenza	che riguarda la bellezza o l'aspetto visivo
dinamico	facilmente raggiungibile o fruibile
estetica	il sentirsi parte di un gruppo o una comunità

12 – Moda e abbigliamento

Prova a scrivere le parole precedenti inserendo le lettere al posto giusto!

1. Facilmente raggiungibile o fruibile

   S E E L I B A S C I C

2. Che riguarda la bellezza o l'aspetto visivo

   E S C I T T E A

3. Relativo al confezionamento su misura degli abiti

   R L E O I T A R A S

4. Il sentirsi parte di un gruppo o una comunità

   P N A R T A N Z P E E A

5. Caratterizzato da energia, sempre in movimento

   A I C I M N D O

6. Che non compromette le possibilità per le generazioni future

   N E T L I B S E O I S

7. Un modello che stabilisce una norma per affrontare una situazione

   R I D M A A G A P

Antonio Milanese - Esercizi per l'afasia 3: Parlare di sé

12 – Moda e abbigliamento

Inserisci le parole all'interno delle frasi

sartoriale • paradigma • accessibile • sostenibile • appartenenza • dinamico • estetica

1. Per molti ragazzi è importante l'_____ a un gruppo di amici.

2. Il ritmo di consumo delle risorse non è _____ per il pianeta.

3. Molte persone giudicano la sostanza, ma bisogna ammettere che anche l'_____ ha il suo peso.

4. Questo lavoro è molto _____: bisogna adattarsi in fretta e non ci sono molte pause.

5. L'ingresso non è _____ alle persone in sedia a rotelle; dovrebbero installare una rampa.

6. Questo abito _____ è chiaramente disegnato da un grande stilista.

7. Il nuovo modo di lavorare richiede un cambiamento di _____ radicale.

Riepilogo 10-12

Trova tutte le parole delle attività 10-12. Attenzione! 4 parole sono in diagonale.   Soluzioni a pagina 174

FASCINO   SFRUTTAMENTO   CIRCOSTANTE   RISPETTO   DINAMICO   ESTETICA
STRESS   APPASSIONATO   VULNERABILITÀ   ALTRUISMO   COLLETTIVO   INVESTIMENTO
DISPARITÀ   SODDISFAZIONE   SARTORIALE   PARADIGMA   ACCESSIBILE   SOSTENIBILE
APPARTENENZA   GASTRONOMIA   GRATIFICAZIONE

```
V Q A L T R U I S M O Ë T B X J T N S C
À G È V E F A S C I N O G W Ù H U Ô C P
G Ë Ü P E Ė Ï N G A S T R O N O M I A F
G V X A P P A R T E N E N Z A T N O Û T
R U A P P A S S I O N A T O Ü W È Û È G
A L E R I S P E T T O R C À I I F Y S Q
T N J È E Ê W Ô Â Ü C N O C N S A Ï A È
I E D É Q S B L O R T È L I V Â Ç K R S
F R S S G D T Ë S Q E P L R E Û Ô È T O
I A Û F O P P E A Ô W P E C S K N E O D
C B J I R S A U T È O F T O T D W D R D
A I D Î Ë U T R Â I I S T S I I G I I I
Z L D A U V T E A A C È I T M N E S A S
I I É Ï R N Ê T N D Y A V A E A È P L F
O T O W Ë Ü Ï T A I I Ù O N N M Y A E A
N À F R I Ä W I B M B G À T T I Ç R E Z
E S T R E S S Ë Ù O E I M E O C I I R I
Ä D Q Ï Ü Ö M J Ö À W N L A C O V T C O
Y Y Û X F Ù Â Î Ï L Û V T E Î X Ç À X N
N Y A C C E S S I B I L E O I J U Ô T E
```

Antonio Milanese - Esercizi per l'afasia 3: Parlare di sé

13 – Le nuove tecnologie

Quale tra queste immagini rappresenta per te il concetto di **tecnologia**? Perché?

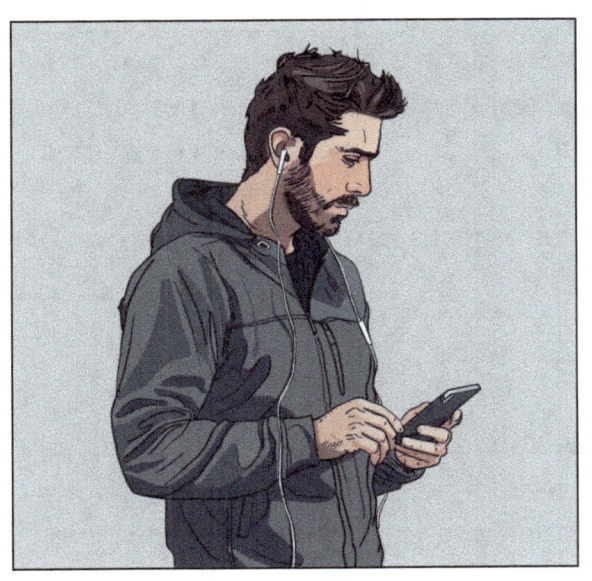
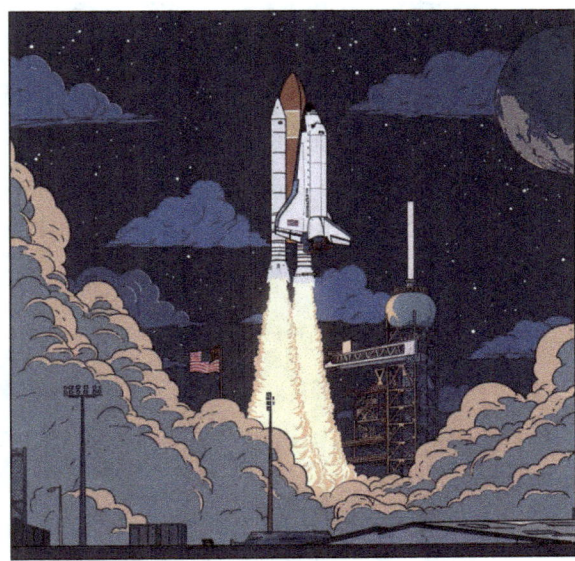
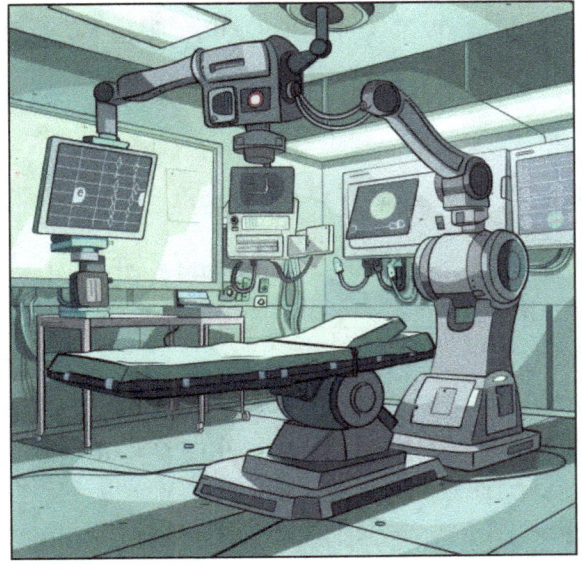
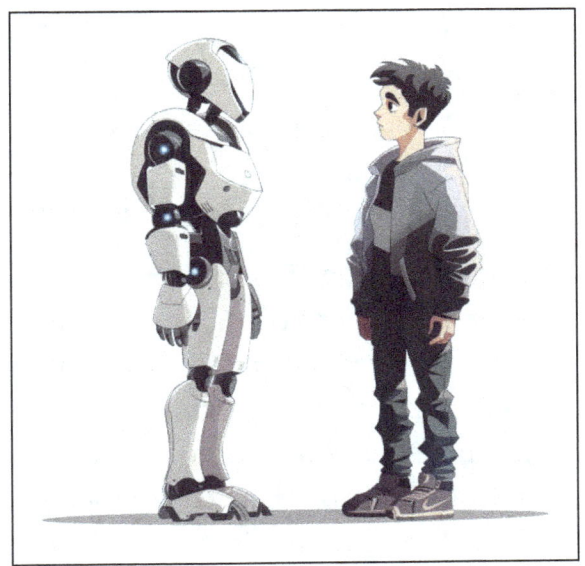

13 – Le nuove tecnologie

Leggi il seguente brano e inserisci le parole negli spazi giusti

Le nuove tecnologie

informazioni • impossibili • cambiando

Nel mondo di oggi, le nuove invenzioni tecnologiche stanno _____ il modo in cui viviamo. Dalle macchine che possono parlare e imparare dalle nostre azioni, come i telefoni intelligenti, fino alle reti veloci che ci permettono di comunicare e ottenere _____ in pochi secondi, queste scoperte stanno facendo cose che una volta sembravano _____. Pensiamo ad esempio a come possiamo ora parlare faccia a faccia con i nostri cari, anche se si trovano dall'altra parte del mondo, grazie a piccoli schermi che teniamo in mano.

problemi • sbagliate • sicurezza

Ma, come con tutte le cose, ci sono anche dei lati meno positivi. Uno dei problemi più grandi è la _____ delle nostre informazioni personali. Ogni volta che usiamo queste nuove tecnologie, c'è il rischio che i nostri dati possano finire nelle mani _____. Inoltre, c'è la preoccupazione che le macchine possano fare il lavoro al posto delle persone, lasciando alcuni senza un impiego. È anche importante ricordare che, affidandoci troppo a queste tecnologie, potremmo diventare vulnerabili a _____ come gli attacchi informatici, che possono causare molti danni.

proteggere • equilibrio • offrire

Nonostante questi problemi, le possibilità che queste nuove tecnologie offrono sono davvero eccitanti. È importante trovare un _____ : dobbiamo abbracciare queste innovazioni, ma anche stare attenti e _____ noi stessi e le nostre informazioni. Parlando e lavorando insieme, possiamo assicurarci che i benefici di queste tecnologie siano disponibili per tutti, senza dimenticare di tutelare la nostra sicurezza e privacy. Così facendo, possiamo sfruttare al meglio ciò che la tecnologia ha da _____, rendendo la nostra vita quotidiana più facile e più ricca.

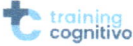

Antonio Milanese - Esercizi per l'afasia 3: Parlare di sé

13 – Le nuove tecnologie

Rispondi alle domande

Quale tecnologia, recente o passata, ha avuto il maggior impatto sulla tua vita? Perché?

Quale tecnologia, secondo te, ha cambiato il corso dell'umanità più di tutte le altre?

13 – Le nuove tecnologie

Unisci parole e definizioni

preoccupazione	un sentimento di ansia o inquietudine
informazione	una condizione di stabilità tra diversi elementi
sicurezza	il ritrovamento di qualcosa che non era noto prima
equilibrio	lo stato di essere protetti da danni o pericoli
proteggere	tutto ciò che è relativo al computer
scoperta	tenere al sicuro qualcosa o qualcuno da danni o pericoli
informatico	notizia o nozione raccontata

13 – Le nuove tecnologie

Prova a scrivere le parole precedenti inserendo le lettere al posto giusto!

1. Il ritrovamento di qualcosa che non era noto prima

   C T R P S O A E

2. Tenere al sicuro qualcosa o qualcuno da danni o pericoli

   O E R E G T E P R G

3. Notizia o nozione raccontata

   M N F I Z O R I E A N O

4. Lo stato di essere protetti da danni o pericoli

   Z R A S U C Z I E

5. Un sentimento di ansia o inquietudine

   R I U P O A O C Z C E E P N

6. Tutto ciò che è relativo al computer

   R I T O O N C I A M F

7. Mantenere una condizione di stabilità tra elementi diversi

   U L Q R I I O E I B

13 – Le nuove tecnologie

Inserisci le parole all'interno delle frasi

preoccupazione • informazione • sicurezza • equilibrio • proteggere • scoperta • informatico

1. L'archeologo è diventato famoso grazie alla sua recente _____.

2. Molti genitori farebbero di tutto per _____ i loro figli dai pericoli.

3. Il testimone ha dato al commissario l'_____ necessaria per catturare il ladro.

4. Molte persone installano un antifurto per aumentare la _____ della propria abitazione.

5. La sua _____ principale era che la pioggia potesse rovinare la giornata al mare.

6. Mio nipote studia per diventare _____ perché è appassionato di computer e tecnologia.

7. Nella vita bisogna trovare un _____ tra il tempo dedicato al lavoro e quello dedicato a se stessi.

Antonio Milanese - Esercizi per l'afasia 3: Parlare di sé

14 – I generi letterari

> Quale tra queste immagini rappresenta per te il concetto di **genere letterario**? Perché?

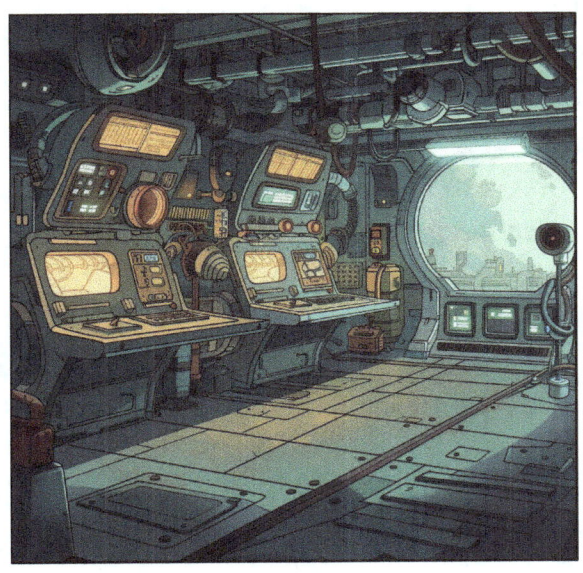
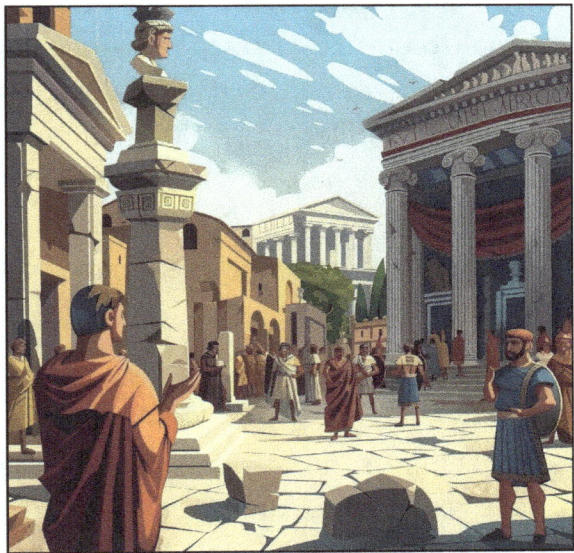
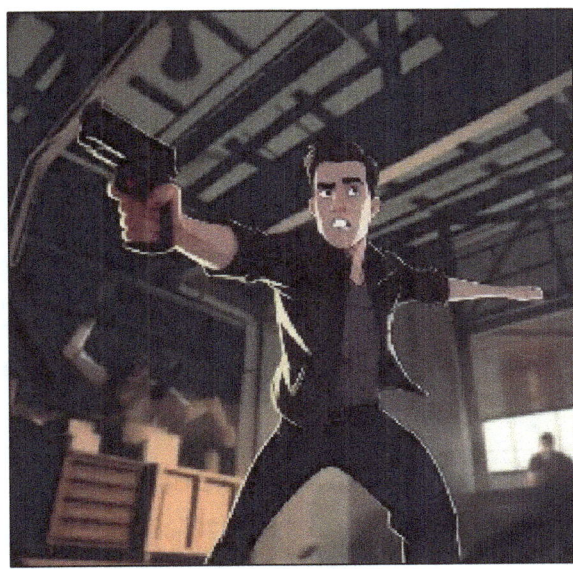
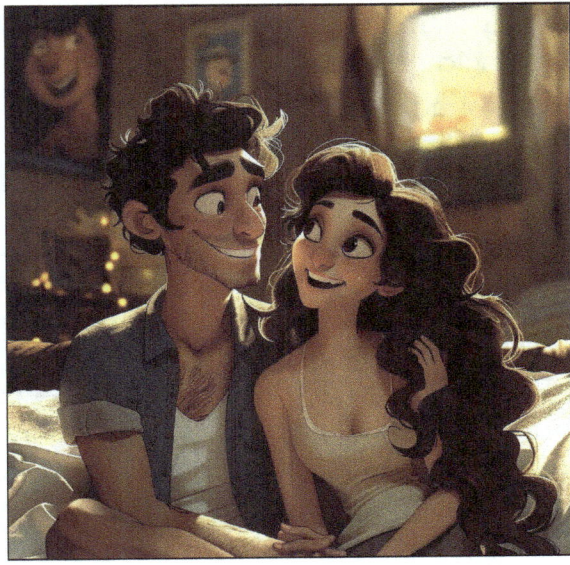

14 – I generi letterari

Leggi il seguente brano e inserisci le parole negli spazi giusti

I generi letterari

tensione • relazioni • alternative

I romanzi si articolano in vari tipi che soddisfano gusti e interessi diversificati: il romanzo storico ci trasporta indietro nel tempo, permettendoci di vivere epoche passate; il romanzo d'amore esplora le complessità delle _____ umane; il thriller e il giallo mantengono alta la _____ con misteri e colpi di scena; la fantascienza apre porte su futuri possibili e realtà _____ Questa varietà riflette la ricchezza della narrativa come mezzo per esplorare la condizione umana sotto molteplici sfaccettature.

inclinazioni • emotive • contesto

Le persone sono attratte da generi letterari diversi perché rispecchiano la vastità delle esperienze umane e delle _____ personali. Alcuni trovano rifugio nelle pieghe della fantascienza per esplorare futuri possibili e questioni etiche; altri si immergono nell'horror per confrontarsi con le proprie paure in un _____ sicuro. I gialli, con i loro intricati enigmi, soddisfano il bisogno di logica e ordine. Questa diversità di generi permette a ciascuno di trovare storie che si adattino alle proprie curiosità, paure, speranze e sogni, offrendo un'ampia gamma di esperienze _____ e intellettuali.

originale • vivide • ampliare

Alcuni romanzi sono stati adattati per il grande e piccolo schermo, con diversi risultati. Gli adattamenti cinematografici sono un ponte tra la letteratura e il cinema, trasformando le parole in immagini _____ e narrazioni visive. Tali adattamenti possono _____ l'audience di un'opera, introducendo i classici letterari a chi preferisce i media visivi, pur mantenendo l'essenza e lo spirito del testo _____.

Antonio Milanese - Esercizi per l'afasia 3: Parlare di sé

14 – I generi letterari

Rispondi alle domande

Qual è il tuo genere letterario preferito? Perché?

Ti viene in mente un film che è stato adattato con successo per il cinema o la TV?

14 – I generi letterari

Unisci parole e definizioni

tensione	una delle possibilità tra cui scegliere
alternativa	tendenza o predisposizione naturale
inclinazione	estremamente chiaro e dettagliato
contesto	stato di stress o ansia causato dall'incertezza
vivido	la qualità fondamentale di qualcosa
condensare	circostanze o fatti che circondano un evento
essenza	ridurre in una forma più breve mantenendo gli elementi principali

Antonio Milanese - Esercizi per l'afasia 3: Parlare di sé

14 – I generi letterari

Prova a scrivere le parole precedenti inserendo le lettere al posto giusto!

1. Stato di stress e ansia causato dall'incertezza

E T O N E N I S

2. Una delle possibilità tra cui scegliere

E A V N A T A I L T R

3. Tendenza o predisposizione naturale

Z I A E I N N N O L C

4. Circostanze o fatti che circondano un evento

O C S N O T E T

5. Estremamente chiaro e dettagliato

O I V V D I

6. Ridurre in una forma più breve mantenendo gli elementi principali

O E N E C R D N S A

7. La qualità fondamentale di qualcosa

E E A Z S N S

14 – I generi letterari

Inserisci le parole all'interno delle frasi

tensione • alternativa • inclinazione • contesto • vivido • condensare • essenza

1. La vera _____ dell'arte sta nella capacità di evocare emozioni profonde e universali.

2. Il sogno che aveva fatto era così _____ che riusciva ancora a ricordare ogni dettaglio al risveglio.

3. L'autore è riuscito a _____ l'intera storia in un breve racconto, mantenendo intatti tutti i momenti cruciali.

4. Mentre i due avversari si affrontavano, la _____ nell'aria era palpabile.

5. Fin da giovane, aveva una naturale _____ per la musica, trascorrendo ore a suonare il pianoforte.

6. Quando il treno è stato cancellato, abbiamo dovuto trovare un'_____ per raggiungere la destinazione.

7. Per comprendere appieno il significato del romanzo, è importante considerare il _____ storico in cui è stato scritto.

15 – Lo sport

> Quale tra queste immagini rappresenta per te il concetto di **sport**? Perché?

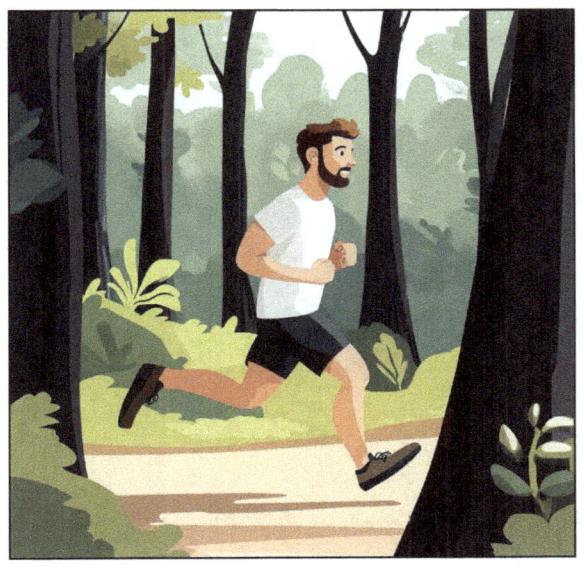
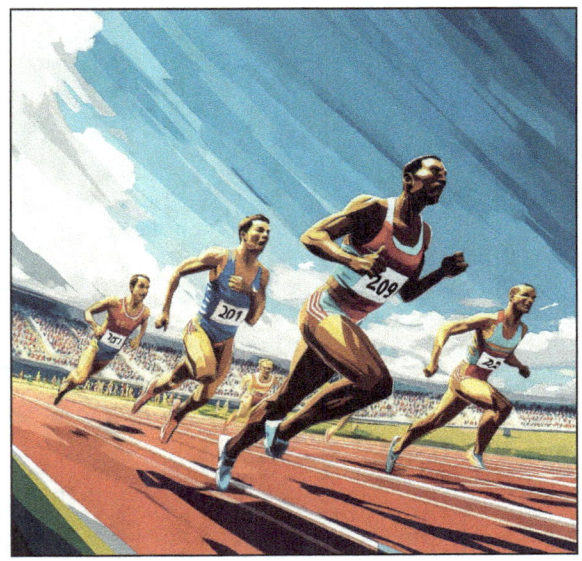
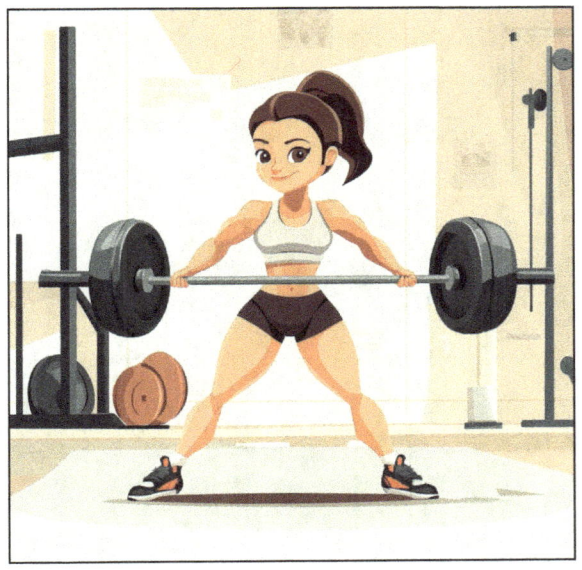
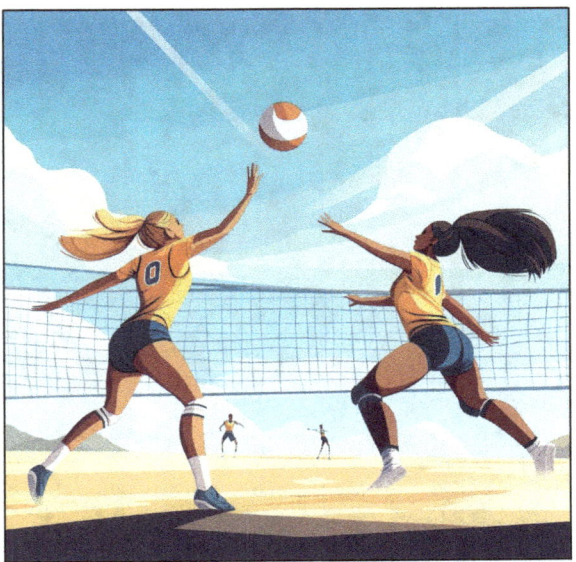

15 – Lo sport

Rispondi alle domande

Hai praticato qualche sport?

Qual è lo sport che guardi più volentieri in TV? Perché?

15 – Lo sport

Leggi il seguente brano e inserisci le parole negli spazi giusti

L'importanza dello sport

umiltà • disciplina • semplice

Lo sport è molto importante nella società di oggi, offrendo benefici che vanno oltre il _____ movimento. Attraverso lo sport, le persone imparano valori come la _____, il rispetto e la collaborazione. Ogni tipo di sport, sia individuale come il tennis, sia di squadra come il calcio, richiede impegno e dedizione che aiutano anche in altre parti della vita. Gli atleti imparano a gestire la vittoria con _____ e la sconfitta con dignità, insegnamenti importanti per la crescita personale.

impatto • limiti • fiducia

Inoltre, lo sport ha un grande _____ sulla salute fisica e mentale. Fare sport regolarmente aiuta a mantenere il corpo in forma e a prevenire malattie come l'obesità, il diabete e le malattie del cuore. A livello mentale, lo sport aiuta a ridurre lo stress, migliorare l'umore e aumentare la _____ in sé stessi. Le endorfine rilasciate durante l'esercizio fisico fanno sentire bene e il superamento dei propri _____ rafforza l'autostima.

inclusione • visibilità • provenienze

Infine, lo sport unisce le persone. Eventi sportivi locali, nazionali e internazionali portano insieme persone di culture e _____ diverse, creando momenti di condivisione e solidarietà. Le competizioni sportive offrono un terreno comune su cui costruire relazioni e superare differenze, promuovendo l' _____ e la comprensione reciproca. Gli sportivi che usano la loro _____ per sostenere cause sociali mostrano come lo sport possa essere un veicolo di cambiamento positivo, ispirando le nuove generazioni a lavorare per un mondo migliore.

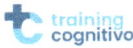

Antonio Milanese - Esercizi per l'afasia 3: Parlare di sé

15 – Lo sport

Unisci parole e definizioni

umiltà	grado di esposizione o notorietà di una persona
visibilità	credenza nella lealtà o affidabilità di una persona
semplice	confine o restrizione che determina fin dove si può arrivare
impatto	luogo di origine di una persona o di una cosa
limite	facile da capire o da fare, non complicato
fiducia	qualità di chi riconosce i propri limiti e difetti
provenienza	effetto significativo o conseguenza di un'azione

15 – Lo sport

Prova a scrivere le parole precedenti inserendo le lettere al posto giusto!

1. Qualità di chi riconosce i propri limiti e difetti

À   L   U   I   T   M
☐ ☐ ☐ ☐ ☐ ☐

2. Grado di esposizione o notorietà di una persona

I   B   S   À   V   T   I   I   L   I
☐ ☐ ☐ ☐ ☐ ☐ ☐ ☐ ☐ ☐

3. Facile da capire o da fare, non complicato

E   S   I   M   E   C   L   P
☐ ☐ ☐ ☐ ☐ ☐ ☐ ☐

4. Effetto significativo o conseguenza di un'azione

A   I   O   T   M   T   P
☐ ☐ ☐ ☐ ☐ ☐ ☐

5. Confine o restrizione che determina fin dove si può arrivare

E   I   L   M   T   I
☐ ☐ ☐ ☐ ☐ ☐

6. Credenza nella lealtà o affidabilità di una persona

U   F   A   I   I   C   D
☐ ☐ ☐ ☐ ☐ ☐ ☐

7. Luogo di origine di una persona o di una cosa

V   I   Z   N   A   E   P   N   R   O   E
☐ ☐ ☐ ☐ ☐ ☐ ☐ ☐ ☐ ☐ ☐

Antonio Milanese - Esercizi per l'afasia 3: Parlare di sé

15 – Lo sport

Inserisci le parole all'interno delle frasi

umiltà • visibilità • semplice • impatto • limite • fiducia • provenienza

1. Avere _____ in sé stessi è fondamentale per affrontare le sfide della vita.

2. La spiegazione del professore era così _____ che tutti gli studenti l'hanno capita subito.

3. È importante conoscere il proprio _____ e lavorare per superarlo gradualmente.

4. La _____ del progetto è aumentata grazie alla campagna pubblicitaria.

5. Nonostante i suoi grandi successi, ha sempre mostrato _____ nei confronti dei suoi colleghi.

6. L'_____ delle nuove tecnologie sulla nostra vita quotidiana è stato enorme negli ultimi anni.

7. Non conosco la _____ di questo caffè.

Riepilogo 13-15

Trova tutte le parole delle attività 13-15
Soluzioni a pagina 175

SICUREZZA	EQUILIBRIO	PROTEGGERE	SCOPERTA	INFORMATICO	TENSIONE
ALTERNATIVA	INCLINAZIONE	CONTESTO	VIVIDO	CONDENSARE	ESSENZA
UMILTÀ	VISIBILITÀ	SEMPLICE	IMPATTO	LIMITE	FIDUCIA
PROVENIENZA	INFORMAZIONE	PREOCCUPAZIONE			

```
S  C  O  P  E  R  T  A  D  I  M  P  A  T  T  O  Ê  E  Y
À  Q  U  È  A  L  T  E  R  N  A  T  I  V  A  L  P  Q  I
H  P  R  O  V  E  N  I  E  N  Z  A  O  N  U  N  R  U  N
Ô  M  V  I  S  I  B  I  L  I  T  À  É  Ù  Ô  M  O  I  C
N  P  R  E  O  C  C  U  P  A  Z  I  O  N  E  W  T  L  L
Ï  P  È  H  S  E  M  P  L  I  C  E  D  C  U  C  E  I  I
É  C  B  B  G  T  Î  A  É  R  S  D  X  F  P  O  G  B  N
L  O  G  Ï  B  F  È  A  Q  Ë  I  S  X  I  Î  N  G  R  A
I  N  E  I  Ë  U  M  I  L  T  À  I  Ê  D  E  D  E  I  Z
M  T  S  T  E  N  S  I  O  N  E  C  F  U  Ï  E  R  O  I
I  E  S  I  P  Z  D  D  C  Ç  O  U  C  C  K  N  E  E  O
T  S  E  N  Â  L  Î  U  P  X  W  R  N  I  P  S  Â  V  N
E  T  N  G  B  À  Ù  Ô  C  À  Ü  E  D  A  T  A  T  À  E
G  O  Z  S  Ù  È  H  Û  A  Ô  M  Z  Q  V  Ç  R  J  Ê  A
W  H  A  Ô  E  R  J  I  Z  Ë  A  Z  T  À  N  E  S  C  À
L  I  É  Û  G  G  W  Ô  X  Ù  O  A  I  D  Ë  C  V  S  T
T  H  W  Q  V  I  V  I  D  O  É  Z  Z  Y  Ê  Z  F  C
G  I  N  F  O  R  M  A  Z  I  O  N  E  Ç  Y  Ê  E  Ç  V
R  F  J  F  E  I  N  F  O  R  M  A  T  I  C  O  J  N  Ë
```

Antonio Milanese - Esercizi per l'afasia 3: Parlare di sé

16 – I sentimenti

> Quale tra queste immagini rappresenta per te i **sentimenti**? Perché?

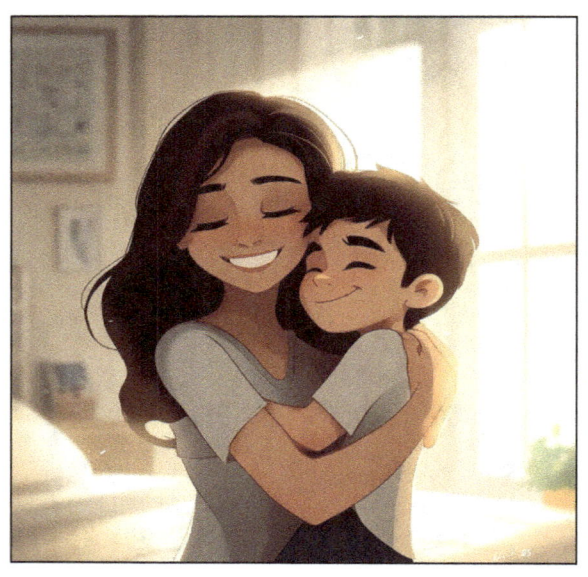 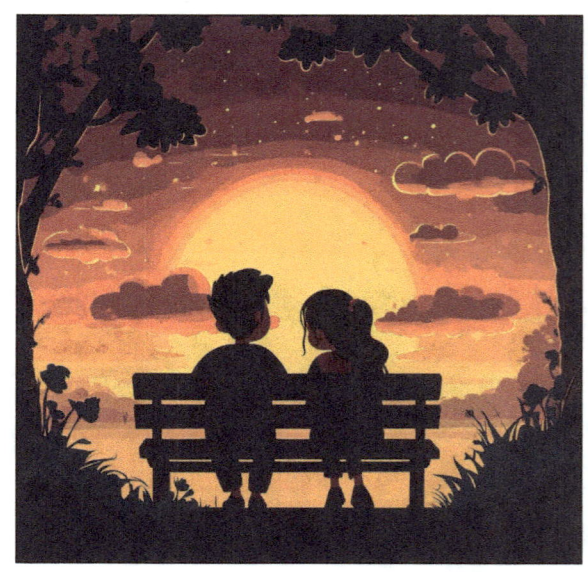

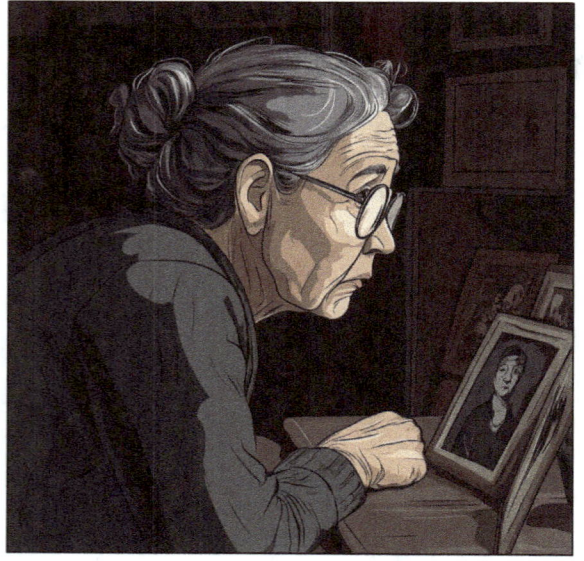 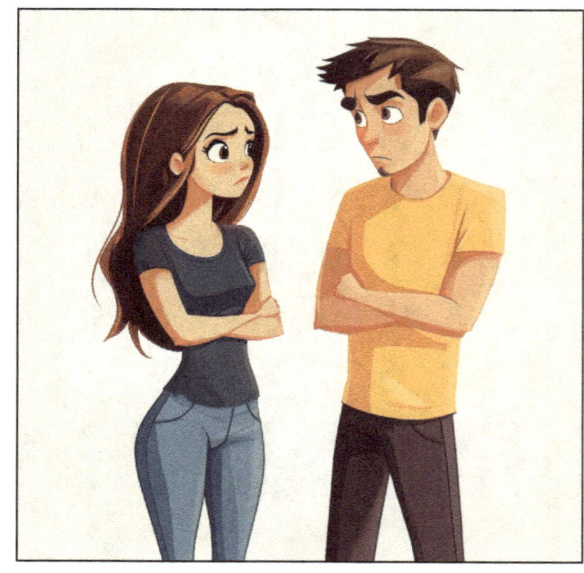

16 – I sentimenti

Rispondi alle domande

Sei una persona che esprime con facilità i propri sentimenti?

Qual è stato un momento in cui hai provato un forte sentimento, sia positivo che negativo?

Antonio Milanese – Esercizi per l'afasia 3: Parlare di sé

16 – I sentimenti

Leggi il seguente brano e inserisci le parole negli spazi giusti

> ## I sentimenti

controllare • reagiamo • arrampica

I sentimenti sono una parte fondamentale della nostra vita perché guidano quello che facciamo e come _____ a ciò che ci accade. A volte arrivano all'improvviso, come un temporale, altre volte crescono lentamente, come una pianta che si _____. Ogni emozione è diversa: la gioia ci fa sorridere, la tristezza ci fa sentire giù, la rabbia ci accende e l'amore ci scalda il cuore. Sono difficili da spiegare e spesso difficili da _____, ma hanno un grande effetto su di noi.

superficiale • connetterci • vulnerabili

I sentimenti ci aiutano a _____ con gli altri e a capire cosa provano. Quando sentiamo qualcosa in modo sincero, possiamo condividere meglio le nostre esperienze e creare legami più forti. In un mondo veloce e spesso _____, i sentimenti veri ci ricordano che dietro ogni persona c'è un mondo interiore di emozioni che va rispettato. I sentimenti ci fanno sentire umani, ricordandoci che siamo sia _____ che forti, soprattutto quando li accettiamo e li condividiamo.

gratificanti • gestire • impulsive

Tuttavia, i sentimenti possono anche metterci in difficoltà, portandoci a fare scelte _____ o a soffrire. Se non li gestiamo bene, possono sopraffarci, facendoci sentire schiavi delle nostre paure o insicurezze. È importante trovare un equilibrio: accettare i sentimenti senza giudicarli, ma anche senza lasciare che ci controllino. Imparare a _____ le emozioni è una delle sfide più grandi della vita, ma anche una delle più _____. Richiede tempo, pazienza e una buona conoscenza di sé stessi.

16 – I sentimenti

Unisci parole e definizioni

controllare	rispondere a un'azione, evento o stimolo
reagire	stabilire un legame o un contatto
arrampicarsi	essere esposto al rischio di danno o ferita
connettersi	che agisce senza pensare
vulnerabile	salire verso l'alto aggrappandosi a qualcosa
gratificante	che dà soddisfazione o senso di realizzazione
impulsivo	tenere sotto osservazione o esercitare potere su qualcosa

Antonio Milanese - Esercizi per l'afasia 3: Parlare di sé

16 – I sentimenti

Prova a scrivere le parole precedenti inserendo le lettere al posto giusto!

1. Rispondere a un'azione, evento o stimolo

   E G R I A E R

2. Stabilire un legame o un contatto

   T T C N E I S O N R E

3. Tenere sotto osservazione o esercitare potere su qualcosa

   T N L C O O R A L E R

4. Che dà soddisfazione o senso di realizzazione

   A F C T I G T N A I R E

5. Salire verso l'alto aggrappandosi a qualcosa

   A M I A A R C R I R P S

6. Che agisce senza pensare

   O V S I U M L P I

7. Essere esposto al rischio di danno o ferita

   N R B E V L I U A E L

16 – I sentimenti

Inserisci le parole all'interno delle frasi

controllare • reagire • arrampicarsi • connettersi • vulnerabile • gratificante • impulsivo

1. I bambini adorano _____ sugli alberi del parco, sfidandosi a chi arriva più in alto.

2. Dopo l'incidente, si sentiva molto _____ e aveva bisogno del sostegno dei suoi amici.

3. Sono così stanco che non ho neanche la forza di _____ alle sue provocazioni.

4. È importante _____ con le persone che ci circondano per costruire relazioni significative.

5. È importante saper _____ le proprie emozioni durante una discussione per evitare conflitti inutili.

6. È stato troppo _____ nel prendere quella decisione, senza valutare le conseguenze.

7. Aiutare gli altri è sempre un'esperienza _____, che riempie il cuore di gioia.

17 – Il carattere

148

> Quale tra queste immagini è più vicina al tuo **carattere**? Perché?

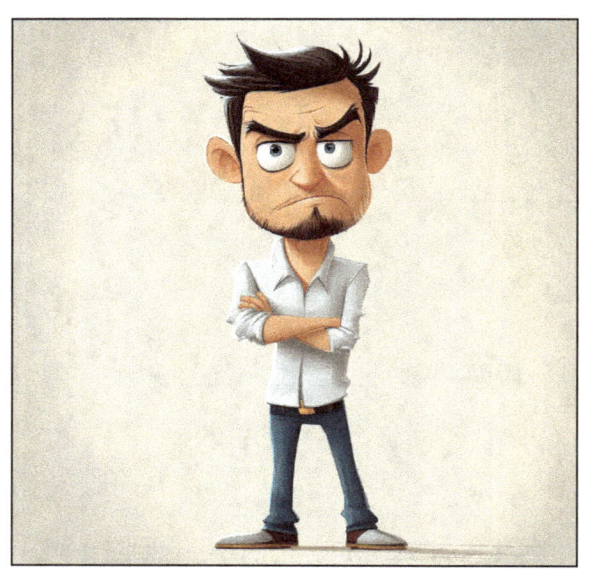
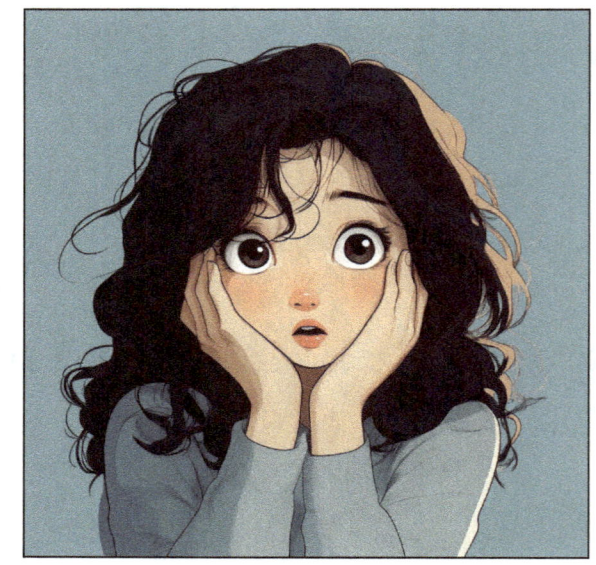
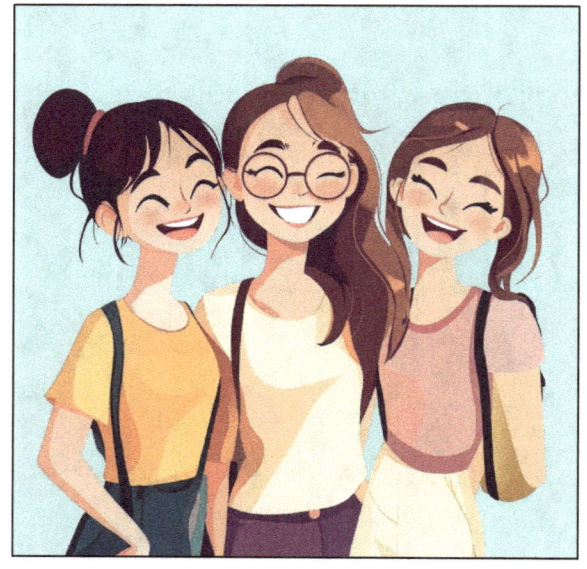
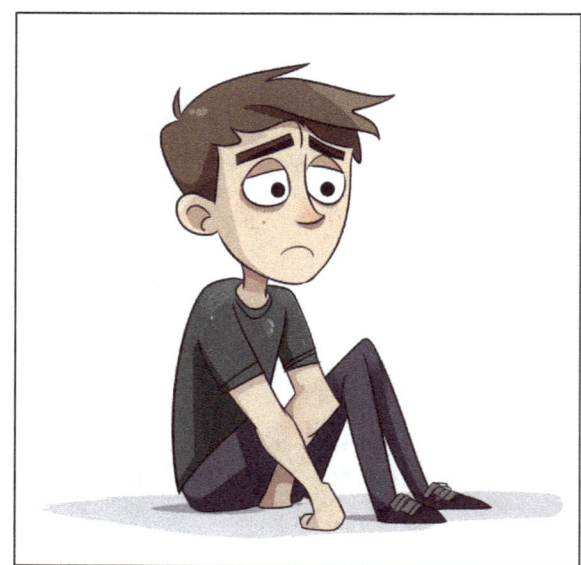

17 – Il carattere

Rispondi alle domande

Come descriveresti il tuo carattere? Pensi che sia cambiato nel tempo?

Esiste una persona della quale apprezzi particolarmente il carattere? Perché?

17 – Il carattere

Leggi il seguente brano e inserisci le parole negli spazi giusti

Il carattere delle persone

comportarsi • preferiscono • decisioni

Il carattere di una persona è l'insieme delle qualità che definiscono il suo modo di essere e di _____. È ciò che distingue ognuno di noi, rendendoci unici. Alcune persone hanno un carattere forte, che le porta a prendere _____ con determinazione e a non farsi influenzare facilmente dagli altri. Altre, invece, possono essere più timide o riservate e _____ riflettere a lungo prima di agire.

esperienze • riflessiva • socievole

Il carattere non resta sempre uguale, ma può cambiare nel tempo in base alle _____ e agli incontri che facciamo. Ad esempio, una persona che da giovane era molto impulsiva potrebbe imparare con il tempo a essere più paziente e _____. Allo stesso modo, qualcuno che inizialmente è molto riservato potrebbe, con l'aiuto degli amici, diventare più aperto e _____.

armonia • circondano • rispettare

È importante _____ il carattere di ogni persona, comprendendo che non esiste un modo giusto o sbagliato di essere. Ognuno ha i propri punti di forza e le proprie debolezze, e queste differenze ci arricchiscono come individui e come società. Conoscere il carattere delle persone che ci _____ ci aiuta a costruire relazioni più forti e a vivere in _____ con gli altri.

17 – Il carattere

Unisci parole e definizioni

decisione	disporsi intorno a qualcuno o qualcosa
rispettare	persona che tende a pensare a lungo prima di agire
preferire	agire o reagire in un certo modo
circondare	scelta fatta dopo aver considerato diverse opzioni
comportarsi	mostrare considerazione o riguardo per qualcosa o qualcuno
socievole	persona che ama stare con gli altri e interagire
riflessivo	scegliere una cosa o persona rispetto a un'altra

17 – Il carattere

Prova a scrivere le parole precedenti inserendo le lettere al posto giusto!

1. Agire o reagire in un certo modo

R T O O R C P S M I A
☐ ☐ ☐ ☐ ☐ ☐ ☐ ☐ ☐ ☐ ☐

Scegliere una cosa o persona rispetto a un'altra

E R I P F R R E E
☐ ☐ ☐ ☐ ☐ ☐ ☐ ☐ ☐

3. Scelta fatta dopo aver considerato diverse opzioni

E E O D I N C S
☐ ☐ ☐ ☐ ☐ ☐ ☐ ☐

4. Persona che tende a pensare a lungo prima di agire

I V S E I L S R O F
☐ ☐ ☐ ☐ ☐ ☐ ☐ ☐ ☐ ☐

5. Persona che ama stare con gli altri e interagire

E O O S I V L C E
☐ ☐ ☐ ☐ ☐ ☐ ☐ ☐ ☐

6. Mostrare considerazione o riguardo per qualcosa o qualcuno

I R T E A P T R E S
☐ ☐ ☐ ☐ ☐ ☐ ☐ ☐ ☐ ☐

7. Disporsi intorno a qualcuno o qualcosa

I R N O A C D C E R
☐ ☐ ☐ ☐ ☐ ☐ ☐ ☐ ☐ ☐

17 – Il carattere

Inserisci le parole all'interno delle frasi

decisione • rispettare • preferire • circondare • comportarsi • socievole • riflessivo

1. Marco è molto _____, prende sempre il tempo necessario per valutare ogni situazione.

2. Giulia è molto _____, riesce a fare amicizia facilmente ovunque vada.

3. È bello potersi _____ di amici sinceri che ti sostengono nei momenti difficili.

4. È importante _____ sempre la qualità alla quantità.

5. È fondamentale _____ le opinioni degli altri, anche quando non siamo d'accordo.

6. Prendere una _____ importante richiede spesso tempo e riflessione.

7. È importante _____ con rispetto e gentilezza verso gli altri.

18 – Il sonno

> Quale tra queste immagini è più vicina alla tua esperienza con il **sonno**? Perché?

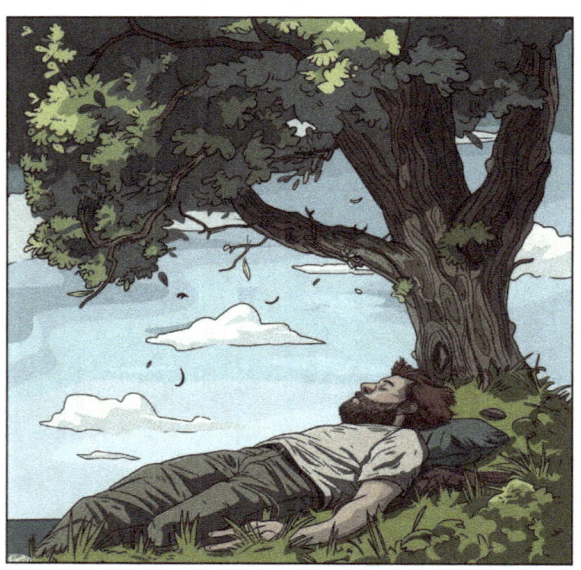
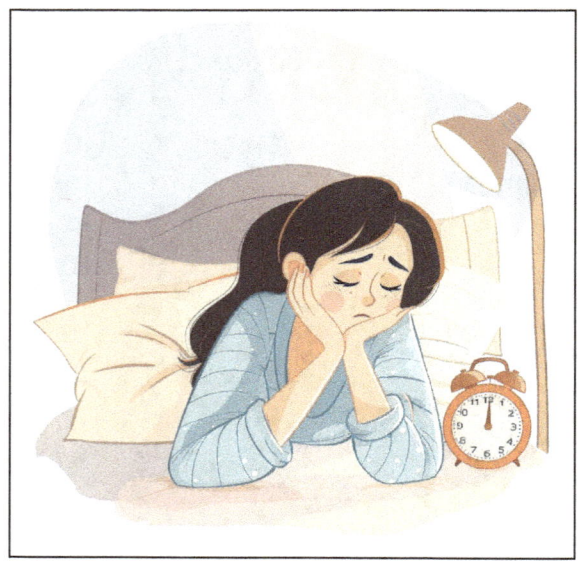
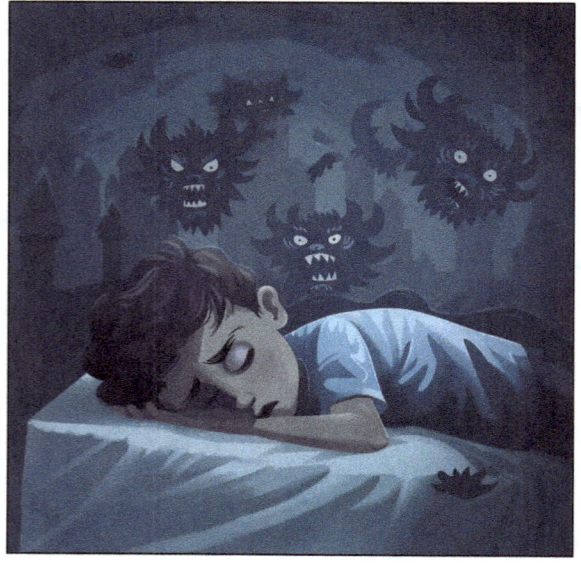
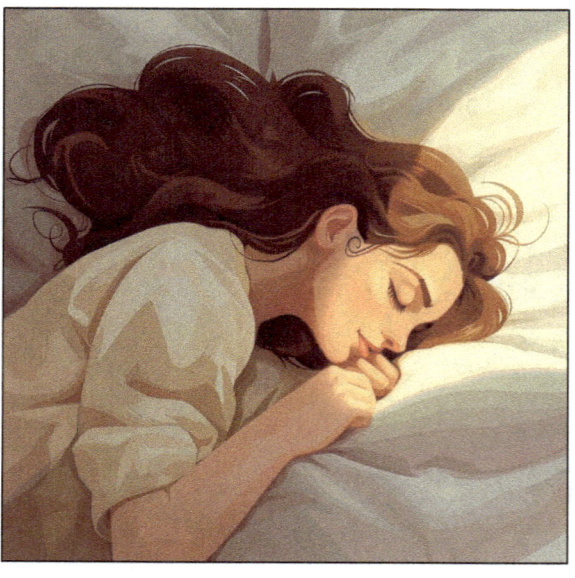

18 – Il sonno

Leggi il seguente brano e inserisci le parole negli spazi giusti

L'importanza di dormire bene

ormoni • efficienti • sistema

Il sonno è una componente fondamentale della nostra vita, essenziale per il benessere fisico, mentale ed emotivo. Un buon sonno notturno rinforza il _____ immunitario, regola gli _____ legati all'appetito e supporta la gestione dello stress e delle emozioni. Inoltre, un sonno adeguato è associato a funzioni cognitive più _____ incluse la concentrazione, la memoria e la capacità di apprendimento.

mancanza • cronico • malattie

Tuttavia, la società moderna spesso sottovaluta l'importanza del sonno. Un debito di sonno _____ può avere conseguenze negative per la salute a lungo termine, come l'aumento del rischio di _____ cardiovascolari, diabete, obesità e disturbi dell'umore. Il cervello, in particolare, soffre di _____ di sonno, con un aumento della suscettibilità a stress e ansia.

rilassamento • bilanciata • ambiente

Per migliorare la qualità del sonno, è consigliabile stabilire una routine serale che promuova il _____ e prepari il corpo e la mente al riposo. Questo può includere limitare l'esposizione alla luce blu di schermi elettronici prima di andare a letto, praticare tecniche di rilassamento come la meditazione o la lettura, e mantenere un _____ di sonno confortevole e privo di distrazioni. Anche l'attività fisica regolare e una dieta _____ svolgono un ruolo significativo nel migliorare la qualità del sonno.

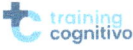

Antonio Milanese - Esercizi per l'afasia 3: Parlare di sé

18 – Il sonno

Rispondi alle domande

Qual è il tuo rapporto con il sonno? Riesci ad addormentarti con facilità?

Riesci a svegliarti con facilità o fai molto affidamento sulla sveglia?

18 – Il sonno

Unisci parole e definizioni

bilanciato	stimare qualcosa o qualcuno meno di quel che valga
concentrarsi	periodo di inattività o di pausa dal lavoro
rischio	il peggioramento di una qualità o di una abilità
riposo	che distribuisce le risorse in modo uguale
declino	focalizzare tutte le risorse su un obiettivo
cronico	la possibilità che si verifichi un evento negativo
sottovalutare	che persiste per lungo tempo

18 – Il sonno

Prova a scrivere le parole precedenti inserendo le lettere al posto giusto!

1. Focalizzare tutte le risorse su un obiettivo

   O R T N I A R E N C C S

2. Che persiste per lungo tempo

   O C O R N C I

3. Stimare qualcosa o qualcuno meno di quel che valga

   L O T U R T A S A V T E O

4. La possibilità che si verifichi un evento negativo

   O I S I C R H

5. Che distribuisce le risorse in modo uguale

   T A I A I L O N B C

6. Periodo di inattività o di pausa dal lavoro

   O S P R O I

7. Il peggioramento di una qualità o di una abilità

   O N C E I D L

18 – Il sonno

Inserisci le parole all'interno delle frasi

bilanciato • concentrarsi • rischio • riposo • declino • cronico • sottovalutare

1. Marco non riusciva a _____ sul problema per colpa dei rumori.

2. Il dottore ha detto che il dolore è _____ e dovrò conviverci.

3. Ha commesso l'errore di _____ il suo avversario e alla fine ha perso.

4. Fare investimenti ad alto _____ può portare a grandi guadagni, ma esporre anche a ingenti perdite.

5. Un pasto _____ include una varietà di nutrienti importanti per la salute.

6. Dopo una settimana così faticosa ci vuole un po' di _____ per ricaricare le energie.

7. La qualità dell'aria è in _____ e questo è un problema per la salute pubblica.

Riepilogo 16-18

Trova tutte le parole delle attività 16-18

CONTROLLARE REAGIRE ARRAMPICARSI CONNETTERSI VULNERABILE GRATIFICANTE
IMPULSIVO DECISIONE RISPETTARE PREFERIRE CIRCONDARE COMPORTARSI
SOCIEVOLE RIFLESSIVO BILANCIATO CONCENTRARSI RISCHIO RIPOSO
DECLINO CRONICO SOTTOVALUTARE

```
C I R C O N D A R E C W C D C E L E W O M
G C G Y L W C A T V O Q O D D H D C V H G
P C W X Z S G C O H M J N S K F O I K T X
S T D M U O R N D R P I N O L V X C Q D Y
W X A M Z T I Q E E O W E C P U A C V G E
B Y X B O T S H N A R Z T I J K R H G R H
T R Q D G O C R S G T M T E Z Z A W Q A A
P I U E I V H U U I A S E V M F B D J T R
C F K O S A I J P R R R O H C D V J I R
R L U M X L O L P E S X S L I M K N P F A
O E I C R U W G N N I U I E F S T J Y I M
N S M O I T P R E F E R I R E Q T F L C P
I S P N S A J M E K P N M R I P O S O A I
C I U T P R B W R D E C I S I O N E J N C
O V L R E E V G W Y T I K Y V E P R P T A
Q O S O T I M T D E C L I N O Q L T O E R
K M I L T O Q C V Y Y H R R H V C V A Z S
P I V L A G P G B I L A N C I A T O W I I
I Z O A R K C O N C E N T R A R S I Z L A
V Z V R E Z R S U I D M L Z Y Y D U F H N
N C U E T H Z G U K V U L N E R A B I L E
```

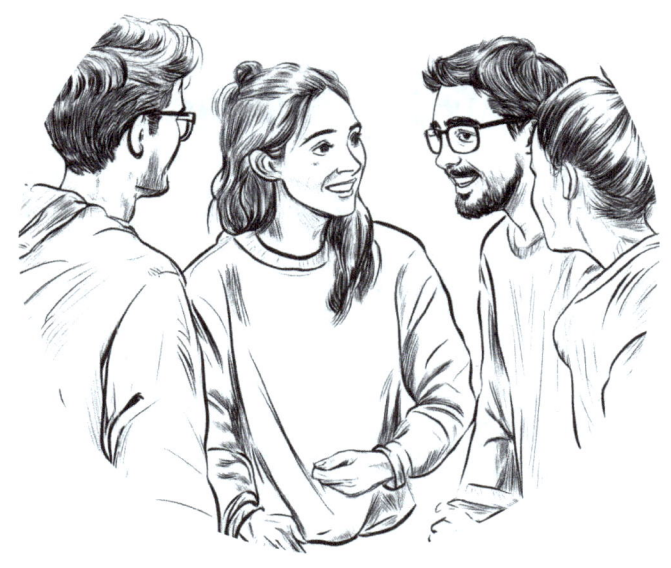

Argomenti di conversazione

Nelle prossime pagine troverai degli spunti per esprimere le tue opinioni e raccontare avvenimenti della tua vita.

Ritaglia gli argomenti e sorteggia quello che diventerà il tema centrale dell'incontro di oggi.

Antonio Milanese - Esercizi per l'afasia 3: Parlare di sé

Argomenti di conversazione

Qual è il tuo film preferito? Qual è la trama?

Parlami della tua famiglia

Hai degli animali? Se sì, che animali sono?

Che tipo di musica ascolti?

Quali sono i tuoi programmi TV preferiti?

Suoni o hai suonato qualche strumento?

Qual è la tua stagione preferita, e perché?

Qual è il tuo attore preferito?

Argomenti di conversazione

Qual è la tua attrice preferita?

Qual è il libro che ti è piaciuto di più?

Se potessi conoscere una celebrità, chi sarebbe?

Se potessi cambiare qualcosa del tuo passato, cosa cambieresti?

Qual è il tuo piatto preferito?

Se potessi vivere in un posto qualsiasi, dove vivresti?

Se vincessi un milione di euro, cosa compreresti e perché?

Se potessi rivivere un momento qualsiasi della tua vita, quale sceglieresti?

Soluzioni agli esercizi

Soluzioni agli esercizi

Pagina 48
Sicurezza: essere protetti...
Innovativo: nuovo, originale...
Traguardo: l'obiettivo o il fine...
Spirituale: relativo all'anima...
Aspirare: desiderare ardentemente...
Rinomato: celebre, che gode...
Carriera: il percorso professionale...

Pagina 49
Traguardo – Rinomato – Innovativo – Sicurezza – Carriera – Aspirare – Spirituale

Pagina 50
Aspirare – Sicurezza – Rinomato – Innovativo – Spirituale – Traguardo – Carriera

Pagina 53
Parte – Comodità – Esplorare
Assaporare – Curiosità – Monotonia
Riflettere – Ricordi – Sfide

Pagina 55
Opportunità: l'occasione di avere...
Monotono: noioso, ripetitivo...
Immergersi: entrare completamente...
Sfida: situazione o compito che richiede...
Comprensione: la capacità di capire qualcosa
Arricchimento: accumulo di ricchezze o...
Consapevolezza: la conoscenza di se stessi

Pagina 56
Opportunità – Monotono – Immergersi – Sfida – Comprensione – Arricchimento - Consapevolezza

Pagina 57
Comprensione – Monotono – Consapevolezza – Immergersi – Occasione – Sfida - Arricchimento

Pagina 60
Affascinanti – Oceani – Ispirano
Rosso – Sbocciano – Evoluzione
Tropicali – Coralline – Specie

Pagina 62
Priorità: importanza o precedenza...
Complesso: costituito da molte parti...
Conservare: mantenere qualcosa...
Sbocciare: il processo di apertura...
Paesaggio: una regione di terreno...
Stagione: periodo dell'anno...
Affascinare: esercitare una forte...

Pagina 63
Affascinare – Paesaggio – Complesso – Stagione – Sbocciare – Conservare - Priorità

Pagina 64
Sbocciare – Paesaggio – Stagione – Priorità – Affascinare – Complesso – Conservare

Pagina 68
Ricordi – Dimenticate – Aggiungendo
Influenzare – Battiti – Guarigione
Concerti – Condividere – Parole

Pagina 70
Terapeutico: relativo alla cura...
Barriera: un ostacolo che impedisce...
Festival: un evento musicale celebrativo
Rilassare: ridurre la tensione o lo stress
Apprezzare: riconoscere il valore...
Definitivo: conclusivo, finale o decisivo
Attivare: mettere in funzione o azione

Soluzioni agli esercizi

Pagina 71
Rilassare – Attivare – Terapeutico – Barriera – Festival – Apprezzare – Definitivo

Pagina 72
Barriera – Rilassare – Attivare – Apprezzare – Festival – Definitivo – Terapeutico

Pagina 75
Esigenze – Spazio – Naturale
Carattere – Comodo - Tessuti
Luce – Lampadari – Posizionare

Pagina 77
Considerare: riflettere su qualcosa...
Massimizzare: rendere qualcosa il più...
Mantenere: conservare in uno stato o...
Esigenza: necessità o bisogno che...
Arredamento: insieme di mobili e oggetti...
Disposizione: l'ordine o il modo in cui sono...
Destinazione: il luogo o l'obiettivo finale...

Pagina 78
Arredamento – Esigenza – Considerare – Destinazione – Disposizione – Massimizzare – Mantenere

Pagina 79
Considerare – Disposizione – Arredamento – Destinazione – Mantenere – Esigenza – Massimizzare

Pagina 82
Condividono – Rifugio – Giudizi
Difetti – Vergogna – Esperienze
Debolezza – Impegno - Consolazione

Pagina 84
Pregiudizio: opinione preconcetta...
Reciproco: quando un sentimento è...
Individualista: mentalità legata al...
Instaurare: stabilire una relazione
Solidarietà: sentimento di unità...
Frenetico: molto agitato, ad alta...
Convenzione: un accordo, una...

Pagina 85
Instaurare – Convenzione – Frenetico – Pregiudizio – Individualista – Reciproco - Solidarietà

Pagina 86
Individualista – Solidarietà – Frenetico – Reciproco – Instaurare – Convenzione – Pregiudizio

Pagina 89
Cruciale – Opportunità – Ambizioni
Titolo – Decisioni – Potere
Lottare – Progresso – Migliore

Pagina 91
Cruciale: estremamente importante...
Evoluzione: il processo graduale...
Stereotipo: una generalizzazione o...
Emancipazione: la liberazione o la...
Responsabilità: l'obbligo o il dovere di...
Disuguaglianze: differenze sistematiche...
Globale: che coinvolge o riguarda...

Pagina 92
Cruciale – Evoluzione – Stereotipo – Emancipazione – Responsabilità – Disuguaglianze - Globale

Soluzioni agli esercizi

Pagina 93
Cruciale – Responsabilità – Disuguaglianze – Globale – Emancipazione – Stereotipo – Evoluzione

Pagina 94
Medicina – Oriente – Pepe
Piatto – Sapori – Ingrediente
Curcuma – Malattie – Salute

Pagina 97
Contribuire: partecipare a qualcosa…
Ingrediente: sostanza usata nella…
Commercio: scambio di beni o servizi
Prezioso: di grande valore o importanza
Arricchire: migliorare la qualità o il valore…
Influenzare: esercitare un effetto su…
Tradizione: pratica o credenza…

Pagina 98
Prezioso – Commercio – Influenzare – Contribuire – Ingrediente – Tradizione – Arricchire

Pagina 99
Influenzare – Tradizione – Ingrediente – Contribuire – Arricchire – Prezioso – Commercio

Pagina 100
Centrale – Luminose – Prodotti
Fondamentale – Ceramica – Talento
Bevande – Calde – Mercatini

Pagina 102
Artigianale: fatto a mano o con…
Decorare: abbellire o ornare…
Atmosfera: l'ambiente o il luogo…
Esporre: esibire, mettere in mostra
Incantare: affascinare, ammaliare
Ceramica: materiale per piatti e vasi
Talento: abilità naturale nel fare…

Pagina 103
Incantare – Atmosfera – Ceramica – Talento – Esporre – Decorare – Artigianale

Pagina 104
Esporre – Ceramica – Decorare – Incantare – Talento – Artigianale – Atmosfera

Pagina 106
Autunno – Commestibili – Raccolta
Foglie – Equilibrio – Mentali
Risotti – Salute – Gratificazione

Pagina 108
Sfruttamento: l'uso esagerato…
Fascino: attrazione esercitata…
Circostante: che si trova intorno…
Appassionato: persona che ha un…
Gastronomia: l'arte di preparare…
Stress: risposta dell'organismo…

Pagina 109
Gastronomia – Sfruttamento – Appassionato – Fascino – Stress – Circostante – Gratificazione

Pagina 110
Appassionato – Stress – Fascino – Gastronomia – Gratificazione – Sfruttamento – Circostante

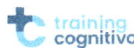

Antonio Milanese - Esercizi per l'afasia 3: Parlare di sé

Soluzioni agli esercizi

Pagina 111
Solidarietà – Promuovere – Disparità – Soddisfazione – Sociali – Stimolare – Bambini – Diventare – Problemi

Pagina 113
Rispetto: considerazione positiva...
Vulnerabilità: condizione di maggior...
Altruismo: il comportamento di chi...
Collettivo: un gruppo di individui...
Investimento: impiego di risorse...
Disparità: differenze significative e...
Soddisfazione: sentimento che deriva...

Pagina 114
Vulnerabilità – Altruismo – Disparità – Soddisfazione – Rispetto – Collettivo – Investimento

Pagina 115
Disparità – Soddisfazione – Altruismo – Vulnerabilità – Rispetto – Investimento – Collettivo

Pagina 117
Individuale – Convenzioni – Accessibili
Atmosferici – Tendenze – Tessuti
Diritti – Dibattiti – Ambientali

Pagina 119
Sartoriale: relativo al confezionamento...
Paradigma: un modello che stabilisce...
Accessibile: facilmente raggiungibile e...
Sostenibile: che non compromette le...
Appartenenza: il sentirsi parte di un...
Dinamico: caratterizzato da energia...
Estetica: che riguarda la bellezza o...

Pagina 120
Accessibile – Estetica – Sartoriale – Appartenenza – Dinamico – Sostenibile – Paradigma

Pagina 121
Appartenenza – Sostenibile – Estetica – Dinamico – Accessibile – Sartoriale – Paradigma

Pagina 124
Cambiando – Informazioni – Impossibili
Sicurezza – Sbagliate – Problemi
Equilibrio – Proteggere - Offrire

Pagina 126
Preoccupazione: un sentimento di ansia...
Informazione: un insieme di dati o fatti...
Sicurezza: lo stato di essere protetti da...
Equilibrio: una condizione di stabilità...
Proteggere: tenere al sicuro qualcosa o...
Scoperta: il ritrovamento di qualcosa...
Informatico: tutto ciò che è relativo al...

Pagina 127
Scoperta – Proteggere – Informazione – Sicurezza – Preoccupazione – Informatico – Equilibrio

Pagina 128
Scoperta – Proteggere – Informazione – Sicurezza – Preoccupazione – Informatico – Equilibrio

Pagina 130
Relazioni – Tensione – Alternative
Inclinazioni – Contesto – Emotive
Vivide – Ampliare - Originale

Soluzioni agli esercizi

Pagina 132
Tensione: stato di stress...
Alternativa: una delle possibilità...
Inclinazione: tendenza o predisposizione...
Contesto: circostanze o fatti...
Vivido: estremamente chiaro e...
Condensare: ridurre in una forma più...
Essenza: la qualità fondamentale di...

Pagina 133
Tensione – Alternativa – Inclinazione – Contesto – Vivido – Condensare – Essenza

Pagina 134
Essenza – Vivido – Condensare – Tensione – Inclinazione – Alternativa – Contesto

Pagina 137
Semplice – Disciplina – Umiltà
Impatto – Fiducia – Limiti
Provenienza – Inclusione - Visibilità

Pagina 138
Umiltà: qualità di chi riconosce i propri...
Visibilità: grado di esposizione o notorietà...
Semplice: facile da capire o da fare...
Impatto: effetto significativo o...
Limite: confine o restrizione che determina...
Fiducia: credenza nella lealtà o affidabilità...
Provenienza: luogo di origine di una persona...

Pagina 139
Umiltà – Visibilità – Semplice – Impatto – Limite – Fiducia – Provenienza

Pagina 140
Fiducia – Semplice – Limite – Visibilità – Umiltà – Impatto - Provenienza

Pagina 145
Controllare: tenere sotto osservazione...
Reagire: rispondere a un'azione...
Arrampicarsi: salire verso l'alto...
Connettersi: stabilire un legame...
Vulnerabile: essere esposto al rischio...
Gratificante: che dà soddisfazione...
Impulsivo: che agisce senza...

Pagina 146
Reagire – Connettersi – Controllare – Gratificante – Arrampicarsi – Impulsivo – Vulnerabile

Pagina 147
Arrampicarsi – Vulnerabile – Reagire – Connettersi – Controllare – Impulsivo – Gratificante

Pagina 150
Comportarsi – Decisioni – Preferiscono
Esperienze – Riflessiva – Socievole
Rispettare – Circondano - Armonia

Pagina 151
Decisione: scelta fatta dopo aver...
Rispettare: mostrare considerazione o...
Preferire: scegliere una cosa o...
Circondare: stare intorno a qualcuno...
Comportarsi: agire o reagire in un...
Socievole: persona che ama...
Riflessivo: persona che tende a pensare...

Pagina 152
Comportarsi – Preferire – Decisione – Riflessivo – Socievole – Rispettare - Circondare

Soluzioni agli esercizi

Pagina 153
Riflessivo – Socievole – Circondare – Preferire – Rispettare – Decisione – Comportarsi

Pagina 155
Sistema – Ormoni – Efficienti
Cronico – Malattie – Mancanza
Rilassamento – Ambiente – Bilanciato

Pagina 157
Bilanciato: che distribuisce le risorse in...
Concentrarsi: focalizzare tutte le risorse...
Rischio: la possibilità che si verifichi...
Riposo: periodo di inattività o di pausa...
Declino: il peggioramento di una qualità...
Cronico: che persiste per lungo tempo
Sottovalutare: stimare qualcosa o qualcuno...

Pagina 158
Concentrarsi – Cronico – Sottovalutare – Rischio – Bilanciato – Riposo – Declino

Pagina 159
Concentrarsi – Cronico – Sottovalutare – Rischio – Bilanciato – Riposo - Declino

Soluzioni agli esercizi

Pagina 66

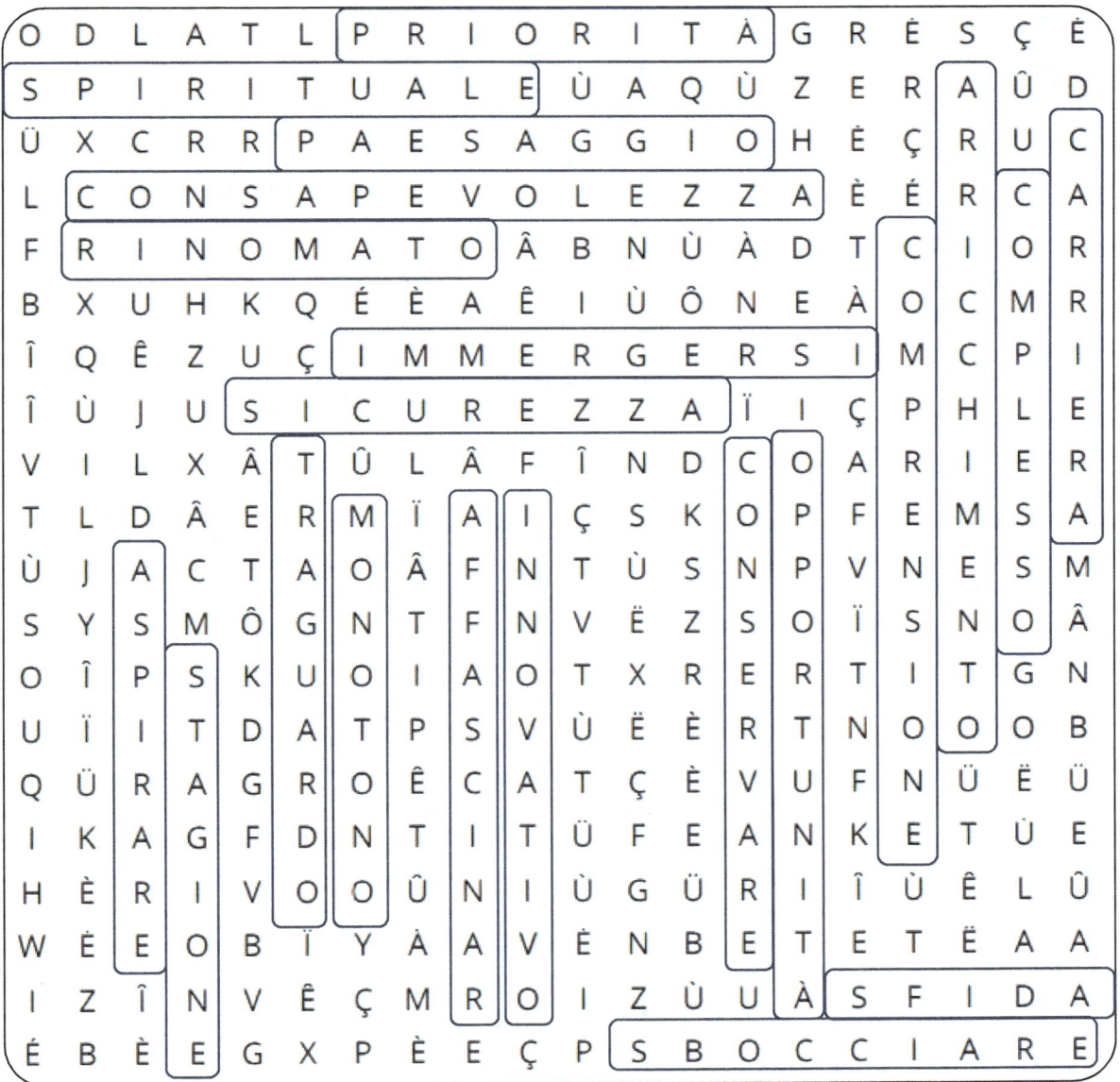

Soluzioni agli esercizi

Pagina 88

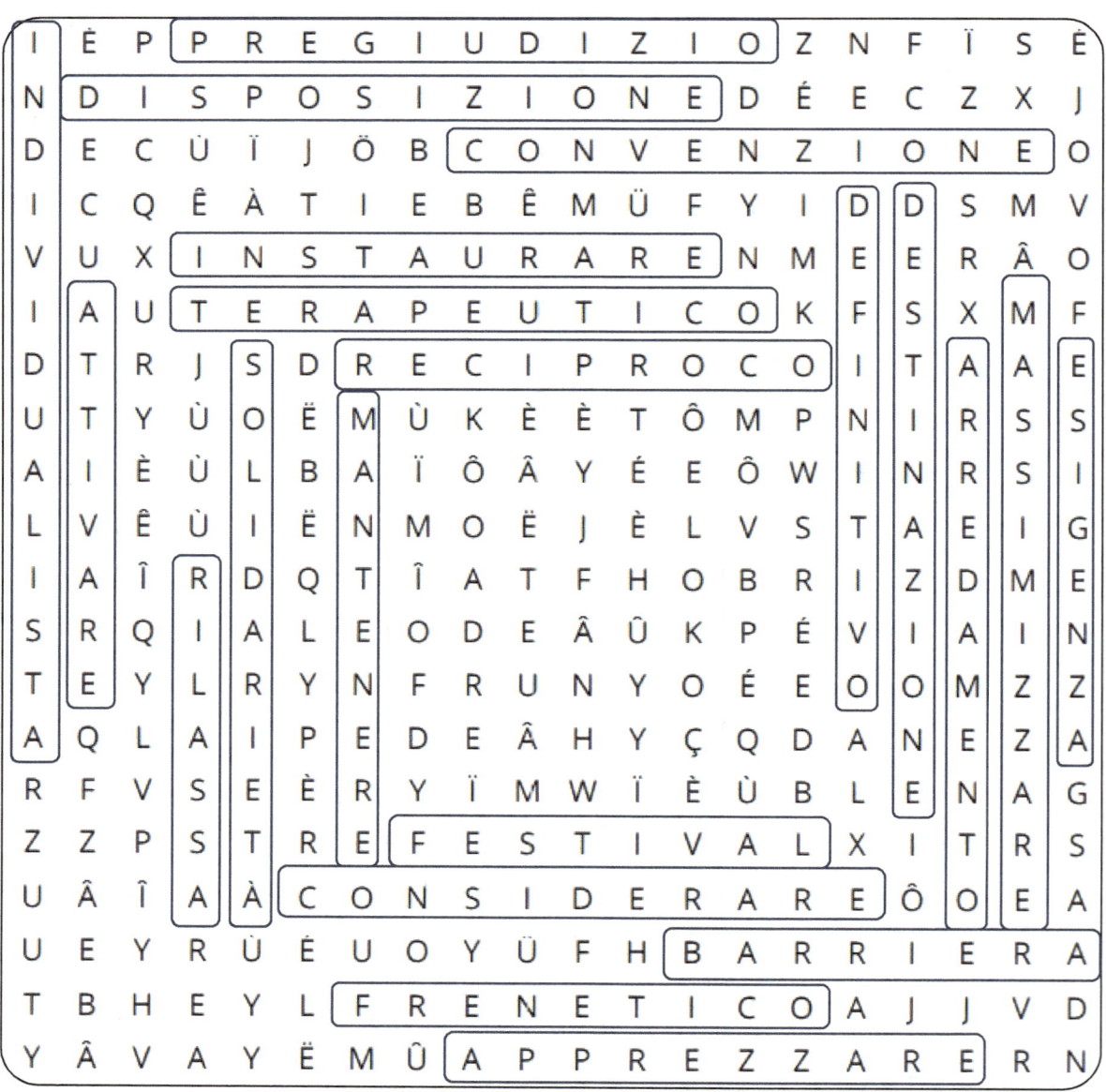

Soluzioni agli esercizi

Pagina 105

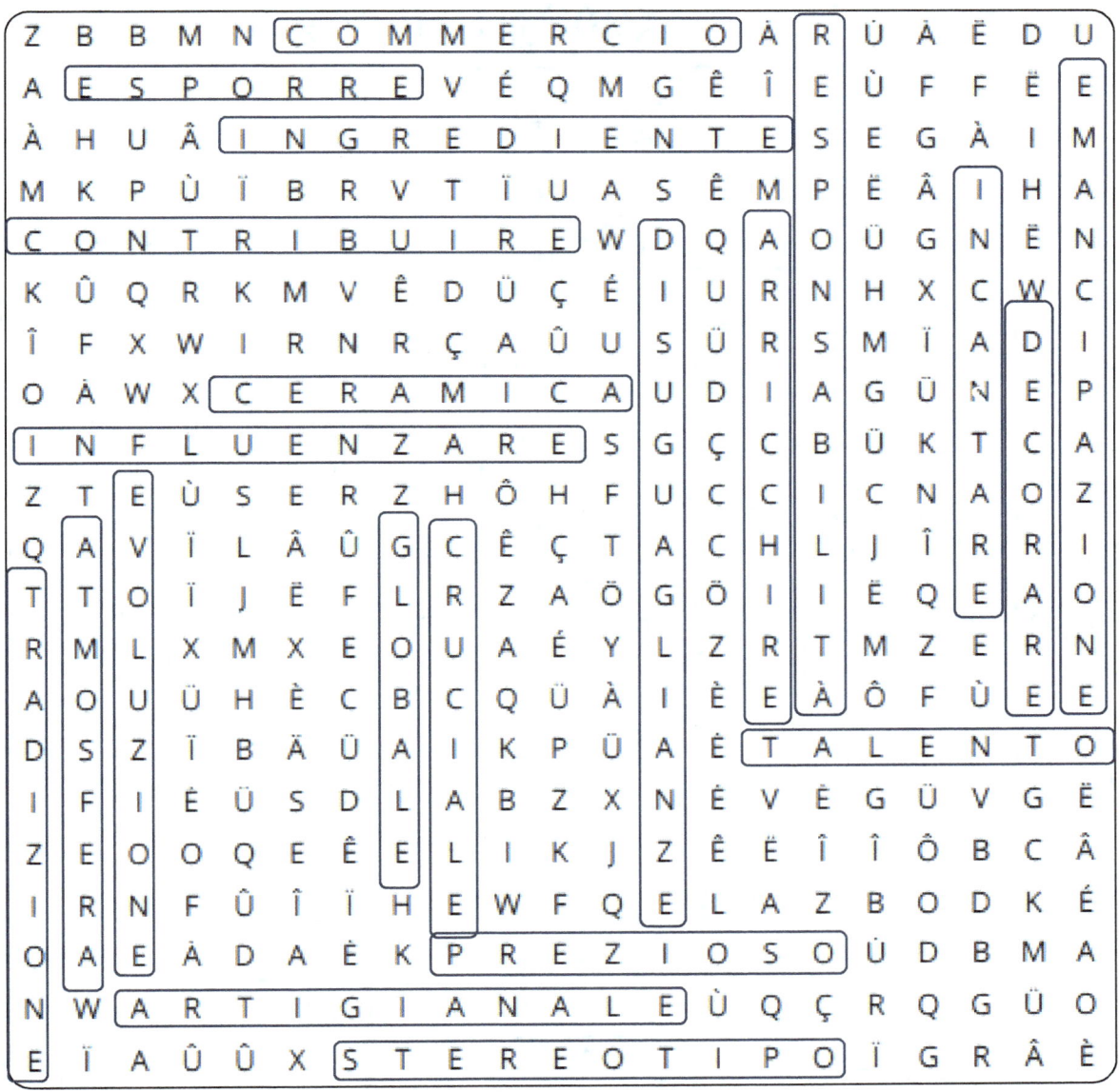

Soluzioni agli esercizi

Pagina 122

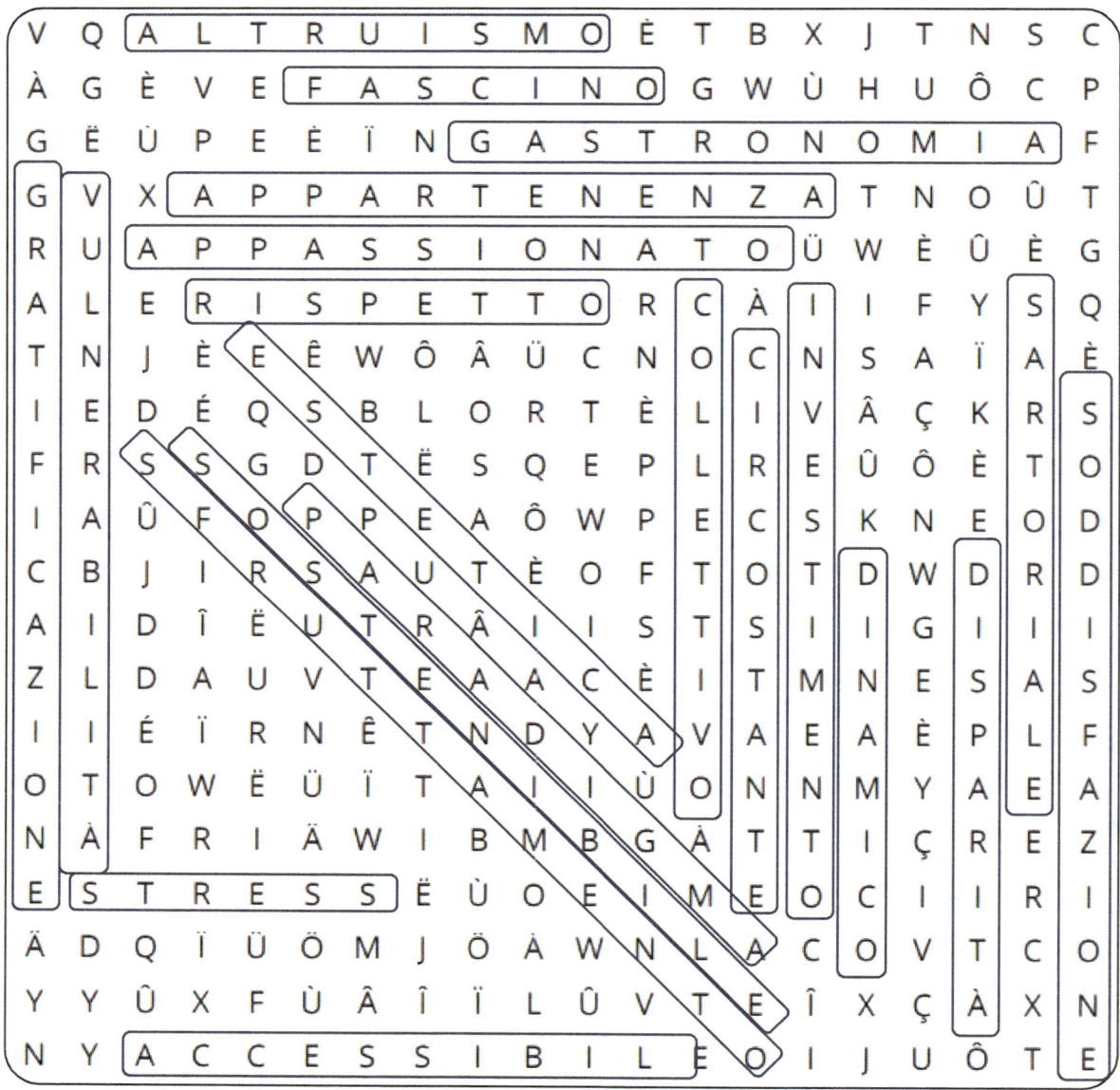

Soluzioni agli esercizi

Pagina 141

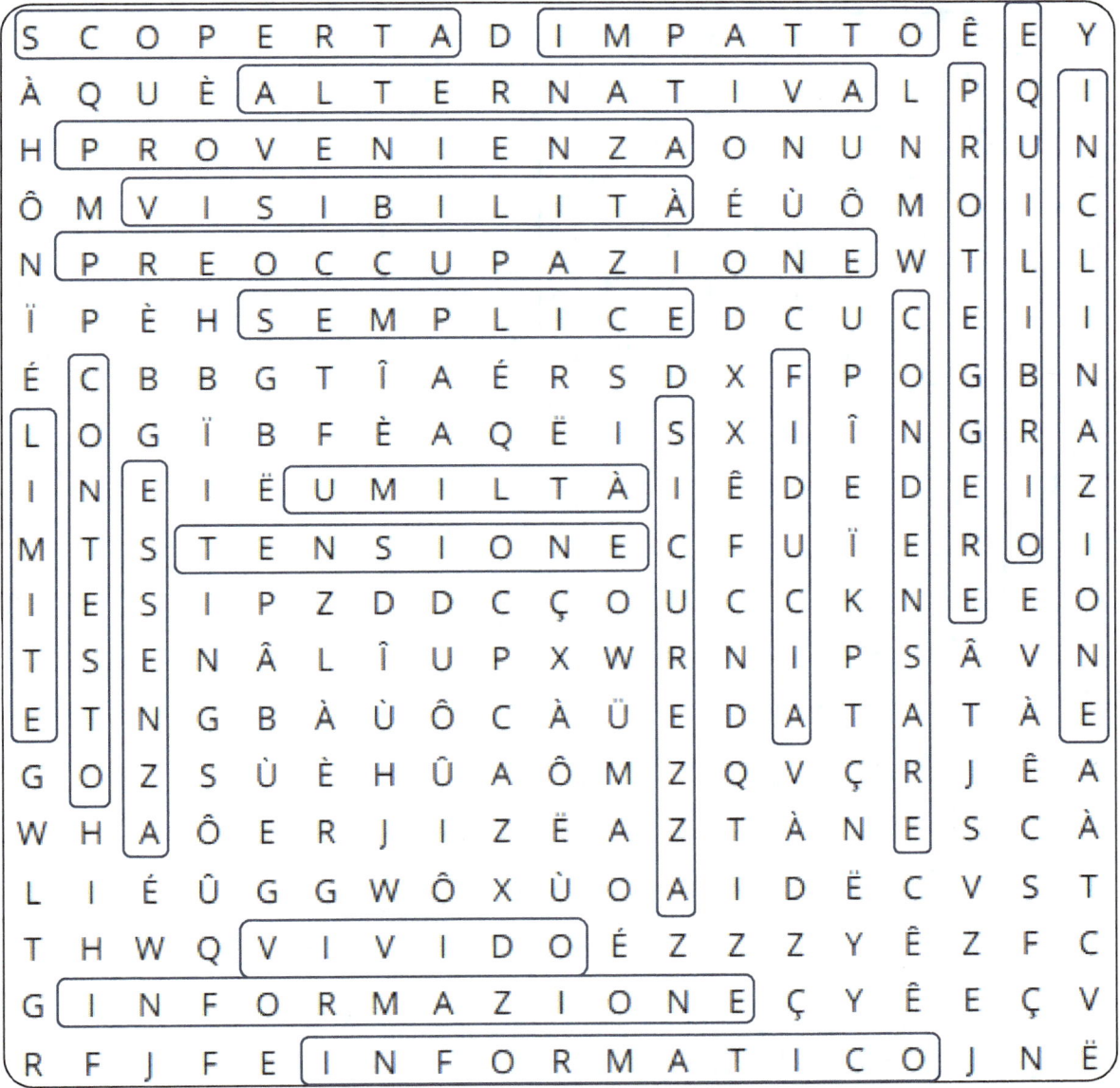

Soluzioni agli esercizi

Pagina 160

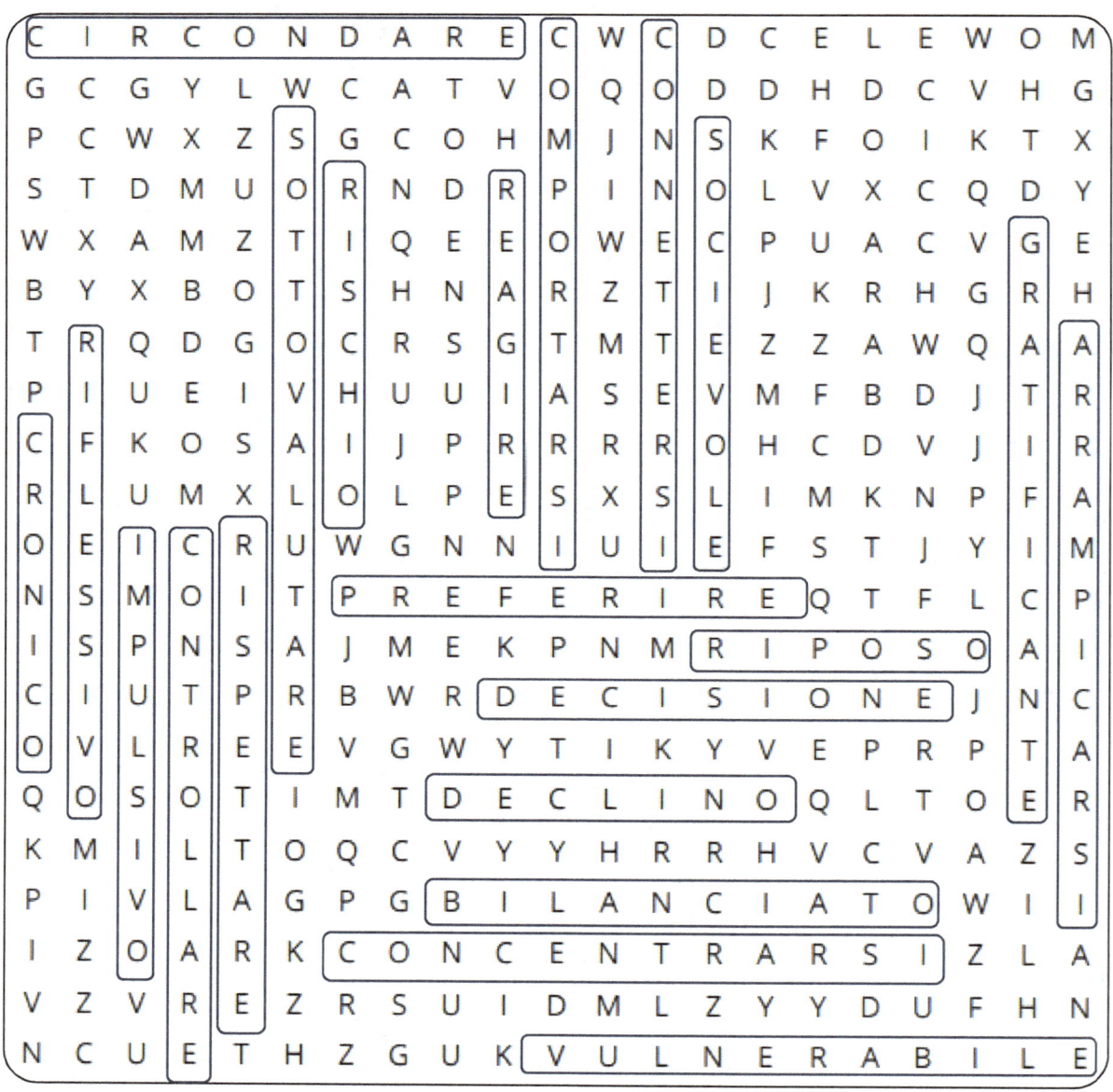